验　方

王柳青◎主编

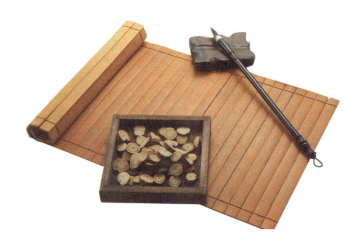

吉林科学技术出版社

图书在版编目（CIP）数据

验方 / 王柳青主编 . -- 长春 ：吉林科学技术出版
社，2025. 5. -- ISBN 978-7-5744-2335-0

Ⅰ . R289.5

中国国家版本馆 CIP 数据核字第 2025HY2541 号

验方
YAN FANG

主　　编	王柳青
出 版 人	宛　霞
责任编辑	张延明
助理编辑	王聪会
封面设计	冬　凡
开　　本	710 mm × 1000 mm　1/16
印　　张	10
印　　数	1~10 000 册
字　　数	120 千字
版　　次	2025 年 5 月第 1 版
印　　次	2025 年 7 月第 1 次印刷

出　　版　吉林科学技术出版社
发　　行　吉林科学技术出版社
地　　址　长春市福祉大路 5788 号
邮　　编　130118
发行部电话／传真　0431-81629529　81629530　81629531
　　　　　　　　　　81629532　81629533　81629534
储运部电话　0431-86059116
编辑部电话　0431-81629518
印　　刷　三河市兴博印务有限公司

书　　号　ISBN 978-7-5744-2335-0
定　　价　45.00 元

前言

在这个节奏快、压力大的时代，人们越来越重视健康。因为每个人都清楚地知道，相比于财富、权力、爱情等，健康才是一切的基石，是生命得以多姿多彩的根本。而想要拥有长久的健康，靠的不是从不生病，而是发现症状时及时治疗，对症下药。

中医，作为中华民族的瑰宝，以独特的理论体系和实践经验，为人们的健康提供了宝贵的指导和帮助。中医验方，作为中医宝库中的重要组成部分，凝聚了历代医家的智慧和经验，是中华民族几千年来与疾病斗争的结晶。

本书精心挑选了一系列经过实践验证、效果显著的中医验方，涵盖了内科、外科、妇科、儿科等多个领域，既有针对常见病的预防和治疗，也有针对疑难杂症的独特疗法。我们希望通过这本书，将中医的治病智慧传播给更多的人，帮助大家了解和运用中医验方，提高生活质量，在身体不舒服的时候能够多一个选择，尽快恢复健康。

在编写本书的过程中，我们严格遵循中医理论，精选了150多个经典验方，结合现代医学研究成果，对每个验方的配方、来源、功效、用法进行了详细阐述。同时，为了确保内容的科学性和实用性，我们特别邀请了经验丰富的中医师对书中的验方进行了审核和校对。

　　需要指出的是，中医验方有着悠久的历史和丰富的实践经验，但在使用过程中，因为个人体质差异，书中方剂具体用法用量需在专业医师指导下应用，症状严重者须及时就医。

目录

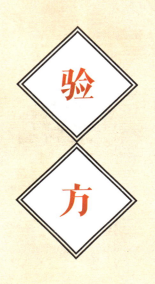

验

方

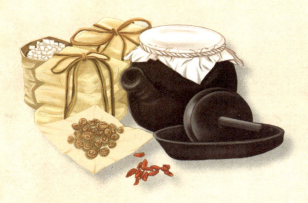

五神汤

配方

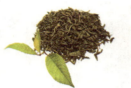

茶叶 6 克

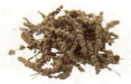

荆芥 10 克

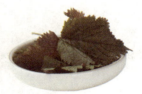

苏叶 10 克

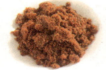

红糖 30 克

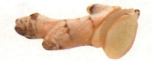

生姜 10 克

来源 民间验方。

【用法】

　　荆芥、苏叶用清水冲洗、过滤，与茶叶、生姜一同放入锅内，加清水约 500 毫升，用小火煎沸。红糖加水适量，置另一锅内煮沸，令其溶解。将煎好的药汁加在红糖溶液中即成。

　　温热服用，分 3 次服完。饮后覆被而卧，微汗出，即可退热。

【功效】

　　本方具有辛温解表、宣肺散寒之功效，主治外感风寒型感冒。

小贴士

　　感冒时，不易出汗体质的人往往症状更明显。服用这道药汤，可以促进身体发汗，加速身体的血液循环。

加味小柴胡汤

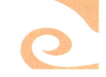

配方

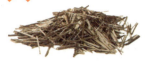

柴胡 9 克

黄芩 9 克

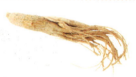

人参 4.5 克

茯苓 9 克

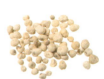

制半夏 9 克

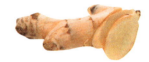

生姜 3 片

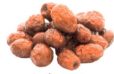

大枣 3 枚

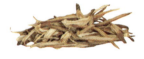

甘草 6 克

来源 医书成方。

【功效】

主治寒热往来，不思食。

【用法】

水煎服。

小贴士

寒热往来：一时人感觉体温升高或自觉发热，一时又自觉畏寒，需加衣或盖被取暖。

注：图片是为了展示药材和食材，部分药材和食材的实际用量、食物状态可能与文字标注的用量和状态存在差异。实际制作中，按文字描述操作即可。

薄荷姜汁茶

配方

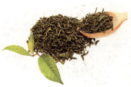

细茶叶 6 克

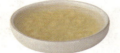

生姜汁半匙

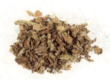

薄荷叶 3 克

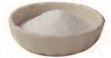

白糖半匙

 来源　民间验方。

【功效】

　　本方有辛温解表之功效，主治风寒感冒。

【用法】

　　先用开水大半碗，泡薄荷叶、细茶叶，再放入生姜汁、白糖和匀。每日 1~2 次，连服 3 日。

小贴士

　　风寒感冒是风寒之邪外袭、肺气失宣所致，秋冬季节发生较多。一般症状为头后部疼痛，伴颈部转动不灵活，畏寒怕风，流清鼻涕（白色或微黄），舌无苔或薄白苔，鼻塞声重。

　　治疗风寒感冒的关键是发汗，除本方外，也可洗桑拿浴、用热水泡脚、加盖厚被、喝姜糖水、喝姜粥等。

一贴灵

配方

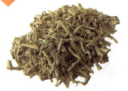

麻黄 15 克

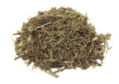

香薷 15 克

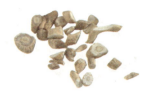

板蓝根 10 克

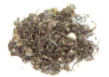

蒲公英 10 克

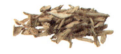

桔梗 12 克

来源

民间验方。

【功效】

　　本方有辛温解表之功效，主治流行性感冒。

【用法】

　　研末。成人每次用 3.5 克，小儿用 1 克。将药粉填入肚脐，外贴胶布固定。

小贴士

　　流行性感冒又称流感，是由流感病毒引起的急性呼吸道传染病。与普通感冒不同，流感是由病毒引起，并且具有在人与人之间迅速传播的特性。

　　流感的症状可轻可重，最常见的症状为高热、流鼻涕、咽喉痛、肌肉酸痛、头痛、咳嗽和乏力。

生姜红糖水

配方

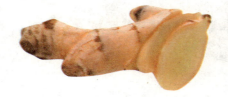

老生姜 10 克

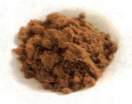

红糖 15 克

来源

民间验方。

【功效】

主治风寒初起，症见头痛、耳痛、无汗、骨节酸痛等。

【用法】

老生姜洗净，切丝，放入大茶杯内，冲入开水，盖上盖泡 5 分钟，然后放入红糖，趁热服下。服后盖被卧床，微出汗即可。每日 1 次，连服 3 日。

小贴士

红糖虽好，也非人人适宜。红糖性温，有内热者，服用红糖有化热动血之弊，因此经量过多、色红、心烦燥热、舌苔黄腻者，不可随意服用，应及时就医，以免延误病情。另外，红糖滋腻碍胃，消化不良和糖尿病患者也不宜食用。

二陈汤

配方

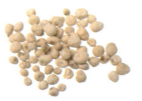

半夏（汤洗七次）250 克

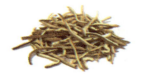

橘红 250 克

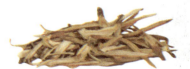

甘草（炙）75 克

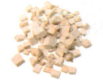

白茯苓 150 克

来源

医书成方。

【功效】

燥湿健脾、化痰止咳、理气和中。二陈汤对咳嗽痰多、色白易咯，胸膈痞闷、恶心呕吐等症状有较好的治疗效果。

【用法】

现代用法为以上组方药材，加生姜 3 克，乌梅 1 枚，水煎服。

小贴士

因本方性燥，故燥痰者慎用。燥痰：痰少而黏，难以咯出。

治咳嗽劳症方

配方

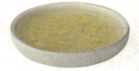

干姜汁 1500 毫升

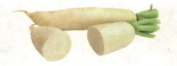

白萝卜汁 1500 毫升

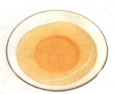

蜂蜜 1500 克

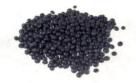

黑豆磨面 500 克

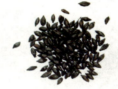

大麦芽 2 碗

来源 民间验方。

【用法】

干姜汁、白萝卜汁、蜂蜜共熬，熬至 1500~2000 克，放入黑豆面、大麦芽，和匀，制成直径为 0.5 厘米的丸子，每服 45 丸，开水送下。

【功效】

干姜、白萝卜，有镇咳祛痰、健胃消化之功效。用汁，则效力更大，又以蜂蜜之长于滋润者共熬之，所以减轻水分，则精液纯粹也，复合豆、麦之滋养食品。用治虚劳久咳，颇有卓效。

小贴士

虚劳咳嗽是身体虚损的一种表现，患者除了咳嗽，还有体重减轻和面颊红润等症状。患者比较虚弱，通常有干咳，痰中几乎没有痰或血，并且有心烦、失眠、易发脾气等症状。

治伤风咳嗽良方

配方

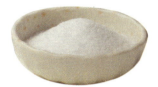

白糖 50 克

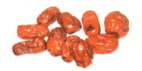

红枣 50 克

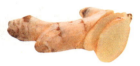

生姜 2 块

来源 民间验方。

【功效】

主治伤风咳嗽。

【用法】

水 3 碗煎服。每日不限次数，以服后患者遍身微微汗出为度。

小贴士

风寒咳嗽多与外感风寒相关，当人体遭受寒冷侵袭，肺气失宣，便可能引发此类咳嗽。患者通常会表现出恶寒重、发热轻、头痛、身痛，以及鼻塞、流涕等症状。

治诸般咳嗽久不止方

配方

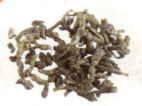

款冬花 12 克

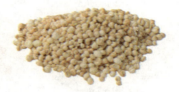

川贝母 6 克

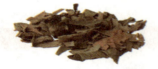

枇杷叶（去毛，蜜炙）24 克

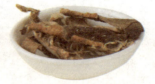

知母 12 克

来源

民间验方。

【功效】

主治迁延时间较长的咳嗽。

【用法】

上药先用水浸泡 1 小时，微煮数沸，加冰糖 100 克和匀，频频服用。

小贴士

通常 2~3 天就结束的咳嗽，可能是感冒或是过敏，一般不需要太担心。但如果是超过 3 个星期的咳嗽，就可能是更严重的疾病造成的，需去医院做详细的检查。

秋梨膏

配方

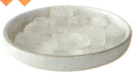
冰糖 150 克

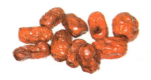
干红枣 80 克

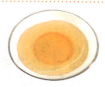
蜂蜜 80 毫升

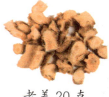
老姜 20 克

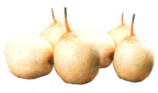
鸭梨 6 个

来源 宫廷秘方。

【用法】

干红枣洗净后对切去核；老姜去皮后切成细丝；鸭梨削去外皮后，用擦板擦成梨蓉和梨汁。

将去核后的干红枣、老姜丝、冰糖、梨蓉、梨汁一起放入锅内。

盖上锅盖，用小火煮约 30 分钟，然后用滤网捞起梨蓉，用汤匙按压，以挤出更多梨汁。

将挤压后的梨渣、红枣、老姜丝扔掉，锅内只留下汁液，继续用小火熬煮约 1 小时，至浆浓稠后熄火放凉。

在放凉后的浆汁里调入蜂蜜，拌匀，放入密封罐中保存即可。

【功效】

梨润肺，枣补血，姜暖胃，蜜养神，此方可滋阴润肺，通便清火，具有去火、降燥、润肺、止咳等功效。主治阴虚肺热之燥咳。

阴虚肺热之燥咳主要表现为干咳无痰或痰少而黏、咽干喉痛、口干舌燥、舌红少苔、脉细数。

治支气管炎方

配方

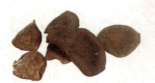

陈皮 3 克

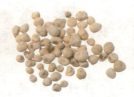

半夏 12 克

白矾 0.9 克

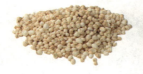

川贝母 6 克

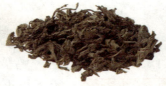

薄荷 0.6 克

来源 民间验方。

【功效】 主治支气管炎，症见咳嗽痰多。

【用法】 将上药共研细末，每服3~6克，开水送服。

小贴士

从现代药理的角度来看，陈皮中的挥发油、半夏中的生物碱、薄荷醇可以促进排痰；半夏能抑制咳嗽中枢；川贝母缓解痉挛；白矾、川贝母、薄荷则可以抑制病原体及炎症反应。

桔梗甘草茶

配方

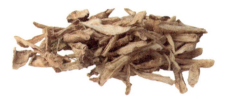

桔梗 100 克

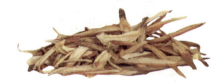

甘草 100 克

来源 民间验方。

【功效】

主治支气管炎。

【用法】

桔梗、甘草共研粗末，和匀过筛，分包，每包 10 克。用沸水冲泡，每次 1 包，代茶饮。

小贴士

桔梗有宣肺、祛痰、利咽、排脓的功效。从临床角度而言，桔梗的主要功效就是祛痰排脓，它可以将肺中的痰液通过咳嗽等方式排出体外。中医认为，主动性的咳嗽排痰，若将肺中的痰液咳出来，咳嗽的症状会得到缓解。

核桃川贝杏仁膏

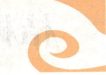

配方

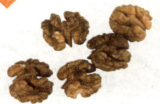

核桃仁 120 克

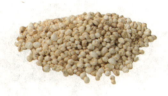

川贝母 30 克

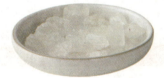

冰糖 60 克

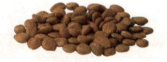

杏仁 60 克

来源 民间验方。

【功效】

主治慢性支气管炎。

【用法】

以上诸物共同捣烂，每次服 1 匙，每日服 2 次，用白开水送服。

小贴士

由于此方含糖量较高，容易生痰，还会增加痰的黏稠度。所以，糖尿病患者和痰湿体质的人不建议服用。中医诊病给药遵循"中病即止"的原则，意思是治疗见效就要停止用药，以免过度服用损伤身体。所以，咳嗽痊愈后就不建议继续服用此方了。

五味子泡蛋

【配方】

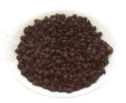

五味子 250 克

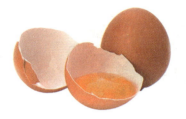

鸡蛋 10 个

来源 民间验方。

【功效】

本方用于肾虚型支气管炎，症见咳喘气急、腰酸耳鸣、发脱齿落等。

【用法】

将五味子煮汁，冷却后浸泡鸡蛋 6 ~ 7 日，每日吃 1 个，冬至后开始煮熟食用。

小贴士

"五味入五脏"，五味子对人体各脏腑功能有调节的作用。现代研究发现，五味子能促进肝脏的解毒过程，有助于保护肝脏。尤其可以缓解头晕耳鸣、两眼发干、视物不清、手足心发热等肝血不足的表现。

治胃痛屡效方

配方

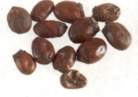
荔枝核 15 克

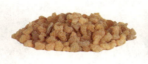
乳香 9 克

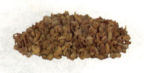
延胡索 9 克

来源 民间验方。

【功效】

主治胃痛。

【用法】

上药共研细末。每服9克，每日2次，用白开水送服。

小贴士

荔枝核干涩而温，有温中、理气、止痛的作用，用于治疗胃脘的疼痛，可以止胃痛，也可以治疗疝气所致的疼痛。

乳香能够活血定痛、消肿生肌，可用于治疗胸痹心痛、胃脘疼痛、痛经、经闭。但孕妇及胃弱者慎用乳香。

延胡索辛散温通，是行气活血、止痛的良药，具有治疗全身各部位的疼痛。临床上常用于止痛，无论何种痛证，均可配伍使用，诸如胸痹心痛、胃寒疼痛、胸胁痛、痛经等。延胡索也可用于治疗风湿痹痛、跌打损伤等。

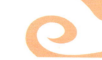

姜醋红糖饮

配方 ·····

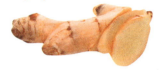

生姜 60 克

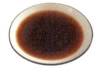

醋适量

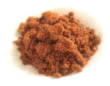

红糖适量

来源 民间验方。

【功效】

主治胃痛。

【用法】

生姜切片，放入醋中浸泡 24 小时，取生姜片加红糖放于杯中，开水冲泡，频饮。

小贴士

除本方外，还可采用以下方法缓解胃痛。

热敷：因胃寒或胃痉挛引起的轻度胃疼，可以使用热水袋或暖贴热敷胃部，温热能够促进局部血液循环，缓解肌肉紧张，从而减轻疼痛。

按摩腹部：轻轻按摩腹部可以促进肠胃蠕动，缓解胃部不适，按摩时可以顺时针方向轻轻揉动腹部，力度要适中，不要用力。

蹲下蜷缩：如果胃痛发作的时候，因外部条件无法躺在床上，可以迅速蹲下，然后蜷缩，这样可以通过体位改变缓解胃部持续性痉挛，减轻胃痛症状。一般在保持该体位片刻后，胃痛即可减轻。

葱白汁

配方

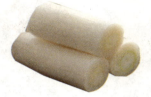

葱白少许

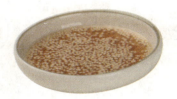

香油适量

来源

民间验方。

【功效】

主要用于缓解胃痛。

【用法】

葱白捣烂，以勺送入口中，香油灌服后，口紧闭。

小贴士

胃痛多与饮食有关，空腹时症状减轻，进食后会出现症状，常因进食冷、硬或辛辣刺激食物而诱发疼痛，也可因寒冷或情绪不佳而加重症状。

葱白是药食两用的食物，具有散寒通阳、发汗解表的功效。葱白的药理作用可以刺激汗腺分泌，从而达到散热的效果，其黏液质能在一定程度上保护胃黏膜，促进消化液分泌。因此，葱白能适当缓解胃痛的症状。

香油中含有多不饱和脂肪酸等成分，可以调节胃酸分泌，保护胃黏膜，促进胃肠道蠕动。

四君子汤

配方

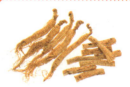

人参 9 克

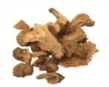

白术 9 克

甘草（炙）6 克

茯苓 9 克

来源 医书成方。

【用法】

上述药材可煎水服用，还可以和排骨一起煲汤。一天食2~3次。

【功效】

主治慢性胃炎，具有益气健脾的功效，是补气的基础方之一。

小贴士

肾为先天之本，脾胃为后天之本。实际上，这是一个补脾方，通过恢复脾胃功能，来消化食物，生发气血。

脾喜欢干燥，讨厌潮湿。要让脾"感到欢乐"，就用白术、茯苓这个经典组合。白术让脾"活动起来"，茯苓把脾的湿气"抽走"了。

再加大补元气的人参，和甜甜的入脾的炙甘草。整个方子温而不燥，像敦厚的君子。

胃脘痛方

配方

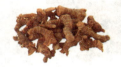
高良姜 50 克

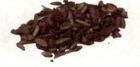
香附 200 克

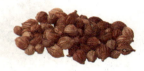
砂仁 50 克

来源 名家验方。

【用法】

上药共研细粉，每服 3 克，加生姜汁、盐面少许，放入温开水中送服。

【功效】

温中散寒、理气止痛、化湿开胃，主治寒邪客胃型和脾胃虚寒型胃脘痛。

小贴士

寒邪客胃型：胃痛发作较急骤，疼痛程度较重，怕冷喜温，得温则痛减，遇寒则痛增。喜热饮，苔薄白，脉弦紧。

脾胃虚寒型：胃脘隐隐作痛，喜温喜按，空腹痛甚，饮食后痛减，食欲差，神疲乏力，甚则四肢冰凉，腹泻，舌淡苔白，脉虚弱或迟缓。

玫瑰佛手茶

配方

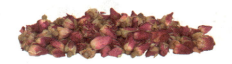

玫瑰花 6 克

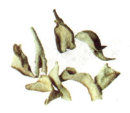

佛手柑 10 克

来源

《食疗本草学》。

【用法】

上 2 味用沸水冲泡 5 分钟，代茶饮。每日 1 剂，不拘时温服。

【功效】

本方有理气解郁、和胃止痛之功效，适用于肝胃不合，胁肋胀痛，胃脘疼痛，嗳气少食。主治慢性胃炎。

小贴士

玫瑰花味甘微苦、性温，最明显的功效是理气解郁、活血散瘀和调经止痛。此外，玫瑰花的药性非常温和，能够温养人的心肝血脉，起到镇静、安抚、抗抑郁的作用。

佛手柑能够疏肝理气，缓解肝气郁结的状态，使肝脏的疏泄功能恢复正常。通过调节气机，促进肝脏的气血运行，有助于维持肝脏的正常生理功能。中医认为，肝与胃相互影响。肝气郁结容易影响脾胃的运化功能，导致胃部不适。佛手柑不仅可以疏肝理气，还能和胃止痛，对肝胃不和引起的胃痛、胃胀等症状有一定的治疗作用。

健胃药茶
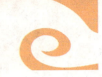

配方

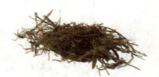

徐长卿 4 克

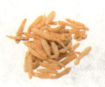

麦冬 3 克

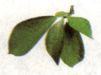

青橘叶 3 克

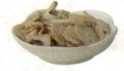

白芍 3 克

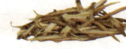

生甘草 2 克

绿茶 1.5 克

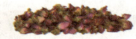

玫瑰花 1.5 克

来源

民间验方。

【功效】

主治慢性胃炎。

【用法】

上药共研细末，开水冲泡代茶饮。每日 1 剂，3 个月为 1 疗程。

小贴士

药茶至少已有两千年的历史，是现代养生保健的重要饮品之一。茶中的多种成分均有很好的保健功效，药茶中的茶与药配合使用，有助于发挥和增强药物的疗效，并有利于药物的溶解和吸收。

石斛粥

配方

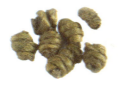

石斛 15 克

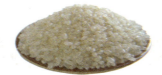

粳米 50 克

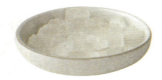

冰糖适量

来源 民间验方。

【用法】

石斛加水，用小火煎 1 小时，去渣留汁，入粳米，再加适量水一同煮粥，粥成加适量冰糖即可。

【功效】

本方滋阴养胃，常服能治胃虚隐痛。

胃虚隐痛指的是由于脾胃虚弱导致的胃部隐痛，可能伴有食欲不振、消化不良、神疲乏力等症状。

小贴士

现代临床与药理研究证实，石斛具有滋阴清热、养胃生津、补五脏虚劳之作用，既适合阴虚体质，也适合老年体弱者。

需要注意的是，石斛虽然适合大部分人使用，但石斛性偏寒，有畏寒肢冷、大便稀溏等症状的人或阳虚、血虚的人不宜食用。

干姜半夏煎

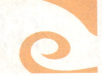

配方

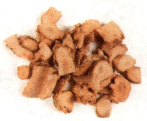

干姜 10 克

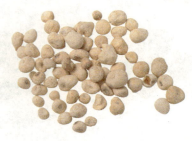

半夏 10 克

来源 民间验方。

【用法】

共研细末，水煎，慢慢喝下。

【功效】

本方温中祛寒，主治寒性呃逆。寒性呃逆是指由于胃寒导致的呃逆，表现为呃声沉缓有力，得热则减，遇寒则甚，胃脘不舒，口淡不渴，舌苔白腻，脉迟缓。

小贴士

中医认为寒性呃逆是由于受寒引起的呃逆，过食生冷或寒凉药物导致寒邪客胃，以及恼怒抑郁，情志失和，以致肝气犯胃或胃中阴液损伤，或脾胃气虚所引起。情绪不好或会引发呃逆，呃逆经久不愈使患者焦躁烦恼，又会加重膈肌痉挛，使呃逆时常发作。所以说，保持心情愉悦很重要。

柿蒂饮

配方

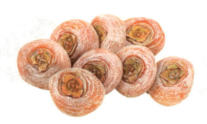

柿蒂 5 个

来源　民间验方。

【功效】

主治呃逆。

【用法】

用开水泡,代茶饮,频频饮之。

小贴士

除本方外,也可用以下方法缓解呃逆。

牵舌法:患者可以使用牵舌法帮助缓解呃逆。患者保持仰卧位或半卧位,让家属用纱布包裹住舌体前部,然后轻轻朝口外牵拉舌体,持续 30 秒后松手,反复操作直到呃逆停止。

含水屏气法:含水屏气法是指通过口含凉水,屏住呼吸,直至无法忍受后吞入腹中的方法,可以帮助缓解呃逆。

吹气法:呃逆患者可以使用一个纸袋罩住口鼻,往里面反复吹气,可以有效缓解呃逆。

葡萄枇杷汁

配方

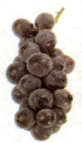

葡萄 100 克

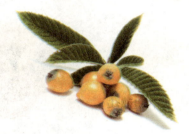

枇杷（带叶）100 克

来源　民间验方。

【用法】

　　葡萄、枇杷洗净，用榨汁机榨成汁，两者混合后用开水冲服，一次饮下。

【功效】

　　本方清热降逆，主治胃热呃逆。胃热呃逆是指由于胃中有热，导致胃气上逆而引起的呃逆。其症状通常包括呃声洪亮有力，冲逆而出，口臭烦渴，多喜饮冷，脘腹满闷，大便秘结，小便短赤，舌苔黄腻，脉滑数。

小贴士

　　枇杷叶苦降泄热，下气降逆，为止呕之良品，可治疗多种类型的呕吐、呃逆。

　　西医从成分论来说，枇杷叶里有一种成分具有镇咳和祛痰的功效，叫作苦杏仁苷。

　　葡萄可以补气，滋肾液，益肝阴，利小便。主要是通过补气养血来滋养身体，所以它又被称为"水果界的西洋参"。但葡萄"食多令人泄泻"，不宜多吃。

莱菔子葱姜方

配方

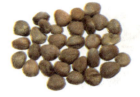

莱菔子 120 克

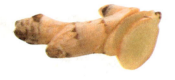

生姜 60 克

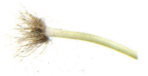

连须葱白 100 克

来源　民间验方。

【用法】

上方共捣烂，加酒炒，布包熨腹部。

【功效】

主治气滞腹痛。

气滞腹痛是指由于气机郁滞导致的腹痛，常见症状包括脘腹胀痛、疼痛位置不固定、遇情绪波动或恼怒时加重、得嗳气（打嗝儿）或矢气（放屁）后疼痛减轻等。

小贴士

气滞腹痛：症见腹胀、腹痛、食欲不振、大便先干后稀，或时干时稀，脉弦。

莱菔子即萝卜子，具有消食除胀、降气化痰等功效。适用于患者有饮食停滞、脘腹胀痛、大便秘结、积滞泻痢、痰壅气逆、喘咳痰多、胸闷食少等症。

白胡椒绿豆饮

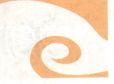

配方

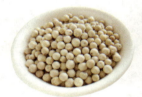

白胡椒 3 克

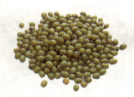

绿豆 30 克

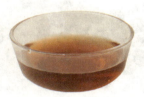

黄酒适量

来源　民间验方。

【用法】

　　白胡椒、绿豆共为细末，温黄酒送下，每次 3 克，每日 2 次。

【功效】

　　主治寒邪内阻型腹痛。

　　寒邪内阻型腹痛主要表现为腹痛急起，拘急疼痛，得温痛减，遇寒尤甚，恶寒身蜷，手足不温，口淡不渴，小便清长，大便溏薄，苔薄白，脉沉紧。

小贴士

　　因脾胃虚寒而腹痛、腹泻的人，在饮食中加入适量白胡椒调味，除了可以散寒，还能起到温中健脾的作用。

赤芍甘草茶

【配方】

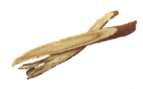
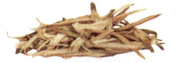
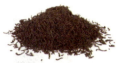

赤芍 10 克　　　　　甘草 5 克　　　　　绿茶 2 克

【来源】 民间验方。

【功效】

主治腹部痉挛痛。

【用法】

前 2 味加水 1000 毫升煎煮 15 分钟，泡绿茶饮用。分 5 次服。

小贴士

　　赤芍性味苦微寒，归肝脾经，对肝脏和脾胃有很强的调和作用，它的作用特点"似水柔情"，可清热凉血、散瘀止痛。既平肝又养肝，既滋阴又解痉挛，对痉挛性疼痛有治疗作用。

　　甘草性味甘平，尝起来有明显的甘甜之味。不仅具有补益的功效，还能很好地缓急，即缓解拘急和疼痛。

　　两味药相配，算是天作之合，共同发挥柔筋、缓和、舒筋的作用，尤其擅长治疗筋脉拘急和各种疼痛。

治腹泻方

配方

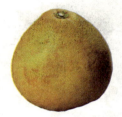
老柚壳9克

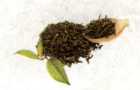
细茶叶6克

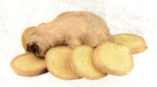
生姜2小片

来源
民间验方。

【用法】

老柚壳和细茶叶共研细末，以生姜煮水送服。

【功效】

本方温中理气止泻，适用于腹中冷痛、腹泻（水样便）者。

小贴士

服用本方时须忌食生冷食物、鱼类、猪油。

马齿苋大蒜汁

配方

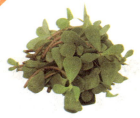

马齿苋 30 克

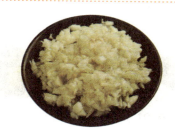

蒜泥 10 克

来源 民间验方。

【用法】

先用马齿苋煎水 1 碗，冲入蒜泥，过滤其汁，每日 2 次分服。

【功效】

主治慢性腹泻。适用于脾胃虚弱型腹泻，症见大便次数多，或溏，或泄，腹痛肠鸣，饮食不佳。

小贴士

马齿苋作为一种食物，具有很高的营养价值，同时也有很高的药用价值。马齿苋随处可见，而且价格便宜，其煎剂提取物具有抗菌消炎、清热解毒的功效，对大肠杆菌及痢疾杆菌等肠胃病菌具有很好的抑制作用。

生姜黄连方

配 方

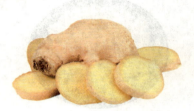

姜片 120 克

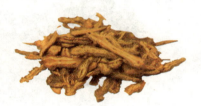

黄连 30 克

来源

民间验方。

【用法】

上 2 味药用小火炒黄，研为细末，每次 3 克，用茶水送服。

【功效】

主治胃肠功能失调。

胃肠功能失调也被称为脾胃不和，其症状多样，主要包括腹痛、腹胀、腹泻、便秘、打嗝儿、嗳气、胃灼热、泛酸、肠鸣等。

小贴士

黄连是一种苦寒药材，与生姜搭配后，可以缓解黄连的寒性，使其更适合人服用。生姜具有温中和胃的作用，能够缓解胃肠不适。因此，生姜黄连方适合湿热内蕴、胃肠道症状明显的患者服用。

山药烤馒头

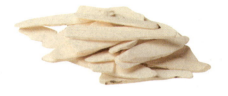

山药 60 克

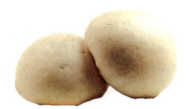

馒头 2 个

来源 民间验方。

【功效】

　　健脾、益胃、止泻。主治慢性腹泻，久治不愈者。

【用法】

　　馒头烤焦，碾成碎末，山药煮熟，蘸馒头末食用，每日 3 次。

小贴士

　　这是一个非常简单的食疗方子，既能作为主食，又能治疗慢性腹泻。山药健脾，搭配烤馒头食用是最为简单便捷的、治疗腹泻的食物。

马齿苋蜜汁

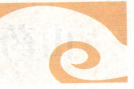

配方

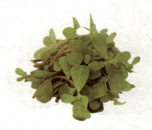

鲜马齿苋 1000 克

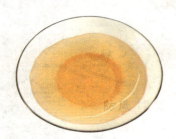

白蜜 30 毫升

来源 民间验方。

【用法】

马齿苋用温开水洗净后绞汁，加白蜜调匀，日服1剂，每日服2次。

【功效】

清热解毒、杀菌止痢。主治湿热痢，症见腹痛，里急后重，下痢赤白、脓血等。

小贴士

白蜜，即结晶后的洋槐花蜂蜜，蔗糖浓度低，含水量低，营养成分齐全。

疝气散

配方

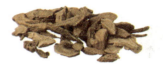

木香 250 克

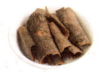

肉桂 250 克

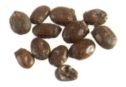

荔枝核 250 克

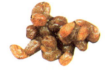

川楝子 250 克

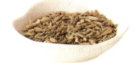

小茴香 250 克

来源

民间验方。

用法

上药共研细末。日服 2 次，每次 6~9 克，黄酒送下，若无黄酒，白水送服也可。

功效

理气散结，主治寒凝气滞型疝气。

寒凝气滞型疝气的表现为阴囊肿硬发凉，睾丸痛引小腹，喜暖畏寒，舌苔白腻等。

小贴士

木香调理气机，肉桂温肾暖肝，荔枝核行气散结，川楝子疏肝理气，小茴香顺气散寒，五种药共同作用，可对疝气有辅助治疗的作用，可以缓解疝气引起的疼痛、肿胀等症状，对寒凝气滞型的疝气有较好的疗效。

大蒜贴药

配方

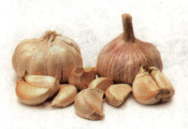

大蒜 3 瓣

来源

民间验方。

【用法】

大蒜捣成泥，贴于两足心或肚脐部位。若在吃饭时配合食用3～4瓣大蒜，治疗效果更佳。

【功效】

主治细菌性痢疾。

细菌性痢疾简称菌痢，由志贺菌属引起的急性肠道传染病，临床表现为腹痛、腹泻、黏液脓血便和里急后重，并伴有全身中毒症状。此病多发于夏秋季节，多有饮食不洁史。儿童及青壮年是高发人群。治疗不当会转为慢性细菌性痢疾，迁延不愈。

小贴士

大蒜既可以作为蔬菜食用，也可以作为调料使用，还有一定的药用价值。临床研究结果表明，大蒜对志贺菌属有明显的抑制作用。

绿茶柑橘方

【配方】

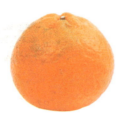

蜜橘 1 个

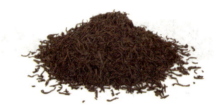

绿茶 10 克

来源　民间验方。

【功效】

　　理气解郁。主治肝气不舒所致的消化不良。

【用法】

　　蜜橘挖孔，塞入绿茶，晒干后食用。成人每次 1 个，小儿酌减。

小贴士

　　绿茶含有丰富的茶多酚，具有抗氧化、抗炎、抗菌等作用，可以帮助消化，促进胃肠蠕动，减轻消化不良、胃胀等症状。

　　蜜橘具有开胃理气，止咳润肺，治胸膈结气、呕逆、消渴的功效。蜜橘还具有较丰富的营养价值。需要注意的是，有胃肠病的人吃蜜橘一定要节制，并且最好在饭后吃。

酸枣仁汤

配方

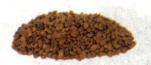

酸枣仁（炒）15 克

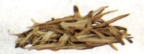

甘草 3 克

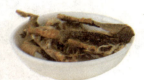

知母 6 克

茯苓 6 克

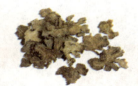

川芎 6 克

来源　千古名方。

【用法】

把以上 5 味药放入冷水中浸泡 1 小时，然后放入砂锅中，加水至高出药 2~3 厘米处，大火煮开，再转中小火煮 20~25 分钟。滤出药汁，分 3 次温服。

【功效】

养血安神，清热除烦。主治肝血不足、虚烦失眠、心悸不安等。

虚烦失眠是指因虚而致心胸烦热者失眠的症状，表现为心烦失眠、心悸盗汗、头目眩晕、咽干口燥等。

双夏安眠汤

配方

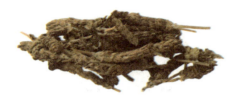

夏枯草 15 克

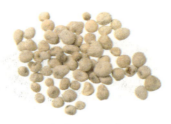

生半夏 10 克

来源

《福建中医药》。

【功效】

主治失眠。

【用法】

水煎服，每日 1 剂。

小贴士

　　现代药理研究发现，双夏安眠汤可以通过保护中枢神经细胞，下调炎性因子表达，影响神经递质的释放和传递，来发挥治疗失眠的作用。还有研究发现，夏枯草中含有迷迭香酸。迷迭香酸具有多种药理作用，其中便有抗抑郁和抗焦虑的作用，以及抗神经退行性疾病的作用；半夏具有镇静安眠的药理作用，这为双夏安眠汤实现治疗顽固性失眠，提供了药理支撑。

柿叶楂核汤

配方

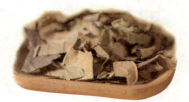

柿叶 30 克

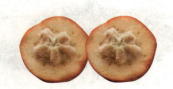

山楂取核 30 克

来源 《四川中医》。

【功效】

本方具有助睡眠之功。主治各种原因引起的失眠。

【用法】

柿叶切成条状，晒干；山楂核炒焦，捣碎。水煎服，每晚1剂，7日为1个疗程。

小贴士

山楂具有安神助眠的作用，能缓解焦虑、紧张等情绪，改善睡眠质量。与柿叶结合煮水，既能清热润肺，又能安神助眠，有助于改善失眠、多梦等睡眠问题。

脾胃虚弱者及孕妇应谨慎饮用。

柏子仁蒸猪心

配方

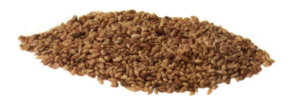

柏子仁 10 克

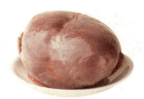

猪心 1 个

来源 民间验方。

【用法】

猪心用清水洗净血污，把洗净的柏子仁放入猪心内，然后放入瓷碗中。蒸锅中加少量水，隔水蒸至肉熟，加盐调味，每日分 2 次食用。

【功效】

安神养心。治疗失眠症。

小贴士

柏子仁约含 14% 的脂肪油，有润肠通便的功效。其所含物质及提取物也有增强学习记忆力和镇静的作用。柏子仁为治心神失养及肠燥便秘的常用药。猪心有养心安神、镇惊的功效，可用于治疗惊悸怔忡、自汗、失眠、神志恍惚等。两味合用，治疗失眠效果更佳。

健身汤

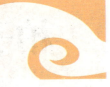

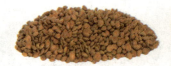

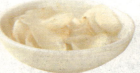

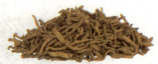

酸枣仁 15 克　　　　百合 15 克　　　　远志 9 克

来源 民间验方。

【用法】

以上 3 味药用水煎 2 次，将 2 次所得药液混合，每日 2 次分服。

失眠严重者将混合药液在晚上服下。

【功效】

养心安神，主治神经衰弱、心动过速、心悸气短、头晕、失眠、健忘。

小贴士

酸枣仁富含皂苷、黄酮、生物碱等成分，具有催眠、镇静的作用，能有效调节中枢神经，改善失眠多梦、健忘惊悸等症状。无论白天或黑夜，无论是日常状态，或者是因咖啡引发的兴奋状态，均有明显的镇静、催眠作用。

百合具有宁心安神的功效，可用于治疗虚烦惊悸、失眠多梦等症状。它性微寒，味甘、微苦，归心、肺经，常用于阴虚燥咳、劳嗽咳血、虚烦惊悸、失眠多梦、精神恍惚等。

远志能够安神益智，交通心肾，适用于心肾不交所致的失眠多梦、健忘惊悸、神志恍惚等。它与酸枣仁配伍，既能滋阴养血，又能交通心肾，善治肝血不足，心肾不交引发的失眠、惊悸、胆怯及妇人脏躁症。

芡实合欢皮茶

配方

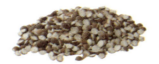

芡实 25 克

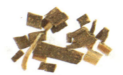

合欢皮 15 克

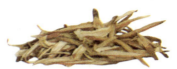

甘草 3 克

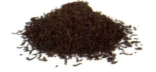

红茶 1 克

红糖 25 克

来源　民间验方。

【用法】

合欢皮、芡实、甘草加水1000毫升，煮沸30分钟，过滤去渣，加入红糖，煎至300毫升，再冲泡红茶饮用即可。每日分3次温服。

【功效】

主治神经衰弱，症见目眩失眠、倦怠疲乏、胸闷不舒等。

小贴士

芡实具有健脾止泻、固肾涩精的功效，有助于缓解由神经衰弱引发的症状（如失眠等），还能预防记忆力减退。

竹叶宁心茶

配方

鲜竹叶 60 克

来源 《圣济总录》。

【功效】

本方针对神经衰弱辨证属阴虚火旺型者，可收治疗之效，其临床表现为心烦难寐、口舌生疮等。

【用法】

鲜竹叶加水浓煎，取汁代茶饮。每日1剂，分上、下午2次服用。

小贴士

失眠虚证，多和肝郁化火、阴虚火旺相关，故要想有个好的睡眠，首先要做的就是"灭火"。

竹叶性寒，味甘淡，归心、肺、胆、胃经，具有清热泻火、除烦止渴、生津利尿等功效，对心火炽盛引起的口舌生疮、尿少而赤等有较好的疗效。

苁蓉羊肉粥

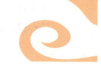

配方

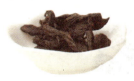

肉苁蓉 15 克

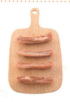

精羊肉 100 克

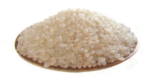

粳米 100 克

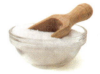

盐适量

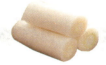

葱白适量

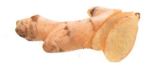

生姜适量

来源 《医食同源》。

【用法】

精羊肉、肉苁蓉洗净切细，先用砂锅煮肉苁蓉，取汁去渣，再用汁液与羊肉、粳米同煮，待煮熟后加盐、葱白、生姜共煮为粥。每日服1次，5～7日为1个疗程。

【功效】

主治肾阳不足型神经衰弱。

小贴士

若神经衰弱由肾阳虚引发，其症状表现为入睡困难和早醒等症状，伴有记忆力减退、精神不振、畏寒喜暖、头昏、浑身无力、困倦、易疲劳，以及喜欢喝热水、不能喝凉水等表现。平时需注意保暖，尽量不要吃寒凉的食物。

徽琼散

配方

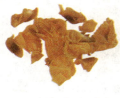

鸡内金 3 克

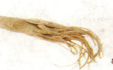
人参 10 克

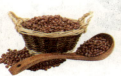
赤小豆 15 克

茯苓 10 克

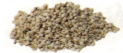
薏米 15 克

白扁豆 10 克

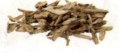
桔梗 6 克

砂仁 6 克

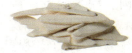
山药 15 克

莲子 10 克

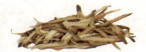
甘草 6 克

来源 医书成方。

【用法】

除冰糖以外的所有药材，洗后，一同入锅煎煮，先用大火煮沸，而后转小火煮 30 分钟。然后放入冰糖，持续熬煮至冰糖溶化即可关火。

【功效】

可用于调理湿气重、痰多、头面油腻，以及水肿型肥胖等问题。

通脉散

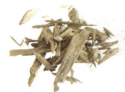 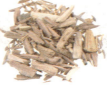 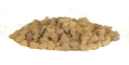 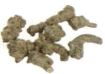

沉香 30 克　　　檀香 30 克　　　制乳香 30 克　　　三七 30 克

来源 　名家验方。

【功效】

活血化瘀，通脉定痛。通治各种症型冠心病心绞痛。

【用法】

将 4 味药各等分研细末，过罗备用，每服 3~6 克，汤水冲吞。

小贴士

方中制乳香、三七活血通脉，沉香、檀香芳香定痛，全方合奏通脉定痛之功，乃治冠心病心绞痛之良方。

萝卜玉米须茶

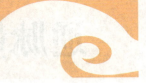

配方

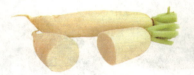 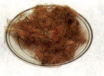 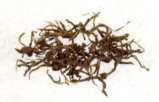

白萝卜 500 克　　　　玉米须 100 克　　　　白毛茶 100 克

来源 民间验方。

【功效】 主治水肿。

【用法】

前 2 味共煎，然后下白毛茶，日常饮用。

小贴士

玉米须具有利尿、泄热、平肝、利胆等功效，能够用于辅助治疗肾炎性水肿、脚气、黄疸性肝炎、高血压、胆囊炎、胆结石等疾病。

玉米须煮水喝，可辅助治疗因肾炎引起的水肿和高血压。与白萝卜一起煮汤并饮用，清热解毒、利尿消肿功效更加显著。

葱麻鲤鱼

配方

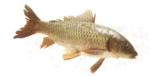

鲜鲤鱼 300 克

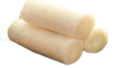

葱白 1 把

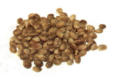

火麻仁 400 克

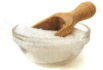

盐适量

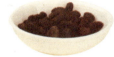

豆豉适量

来源 民间验方。

【用法】

火麻仁煎取汁，和鲤鱼、葱白一同煮熟，再加盐、豆豉，空腹慢食。

【功效】

主治全身浮肿。

小贴士

中医早有利用鲤鱼消肿的记载。从现代科学角度来看，鲤鱼发挥消肿作用的基本原理如下：鲤鱼含有丰富的优质蛋白，每100克鲤鱼中蛋白质含量达17.6克。这类蛋白质容易被人体消化吸收，作为营养补充到血液后，可提升血浆胶体渗透压，辅助利尿药物发挥功效，进而促进水肿消退。

加减清震汤

配方

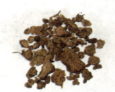

苍术 9 克

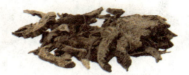

升麻 9 克

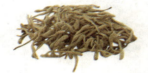

银花 12 克

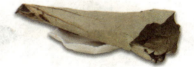

大荷叶 1 张

来源 医书成方。

【用法】

水煎服。

【功效】

主治头乍痛乍止、面生潮热、欲呕未呕。

【禁忌】

忌饮酒和食用一切辛辣之物。

治郁热冲脑方

配方

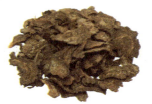

川芎 1.5 克

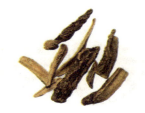

大黄 9 克

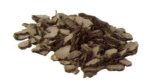

石菖蒲 4.5 克

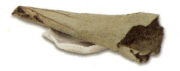

荷叶 1 张

来源 民间验方。

【用法】

水煎。饭后服。

【功效】

主治头热面赤、脉实、大便结块等症。

【禁忌】

忌饮酒，虚证患者不宜服用。

绿茶菊花蜜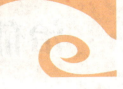

配方

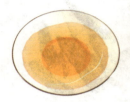

蜂蜜 25 毫升

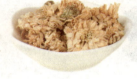

菊花 15 克

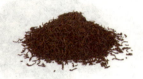

绿茶 1 克

来源　《蜂产品治百病》。

【用法】

菊花加水 600 毫升，煮沸 5 分钟，加入绿茶，泡出茶香，待茶变温后，加入蜂蜜即可饮用。

每日服 1 剂，分 3 次服完。

【功效】

本方经过临床验证，适用于外感风热之邪，风热上犯头部经络，引发头痛症状的治疗。

小贴士

风热头痛由外感风热引起。症见头部胀痛、恶风发热、鼻塞流浊涕，或目赤面红、口渴喜饮、便秘尿赤，伴舌苔薄黄、脉浮数等。风热头痛有轻有重，各种疼痛形式均可出现，有时还会伴随恶心呕吐等表现。

川芎三七鸡肉汤

配方

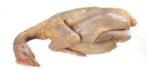

鸡肉（切块）90 克

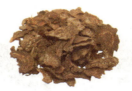

川芎 15 克

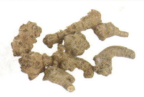

三七（打碎）6 克

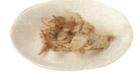

当归 12 克

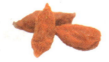

枸杞子 15 克

来源　《煲汤治百病》。

【功效】

本方具活血、补血之功效，可治头痛。适用于血虚血瘀型偏头痛患者。

【用法】

全部用料洗净，一同放入锅内，加适量清水，大火煮沸后，转小火煮 2 小时，调味即可。

小贴士

偏头痛是头痛的一种，特征为头部单侧出现强烈的搏动性疼痛或跳痛，常伴有恶心、呕吐，以及对光和声音较敏感。偏头痛发作时间可持续数小时至数天不等，且疼痛严重时，会对日常活动造成干扰。

浮小麦汤

配方

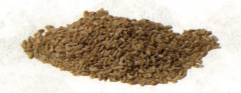

浮小麦适量

来源 民间验方。

【功效】 主治自汗、盗汗。

【用法】

浮小麦用火炒干，研为末。每服7.5克，米汤送服，每日3次。也可煎汤代茶饮。

小贴士

浮小麦，味甘性凉，归心经，具有显著的固表止汗、益气除热之功效，特别适合治疗自汗、盗汗、阴虚发热和骨蒸潮热等病症，在明确规定使用范围和剂量的标准下，浮小麦可以作为药食同源之品，具有一定的安全性和适用性。

枣麦梅桑饮

配方

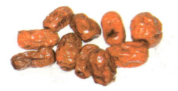

红枣 10 枚

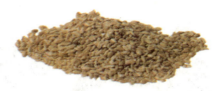

浮小麦 15 克

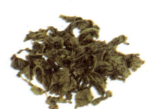

桑叶 10 克

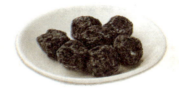

乌梅肉 10 克

来源 民间验方。

【功效】

收敛止汗。主治自汗、盗汗等。

【用法】

水煎服，每日 1 剂。

小贴士

红枣补脾益气，改善消化功能，增进食欲，促进营养吸收。对脾胃虚弱、食欲不振、消化不良等有一定的辅助治疗作用。

牡蛎蚬肉汤

配方

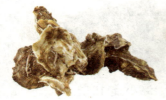

干牡蛎 60 克

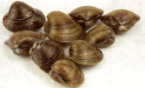

蚬 60 克

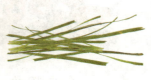

韭菜根 30 克

来源　民间验方。

【功效】

主治盗汗。

【用法】

上述食材全部入锅，加水煮熟后食用。

小贴士

牡蛎、蚬均有滋阴作用，是调理盗汗的良药，韭菜根能帮助恢复体力。

防眩汤

配方

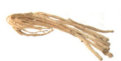

党参 15 克

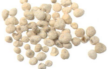

半夏 9 克

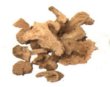

白术 15 克

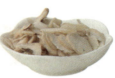

白芍 15 克

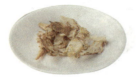

当归 15 克

熟地黄 50 克

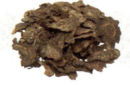

川芎 12 克

山萸肉 12 克

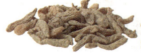

天麻 3 克

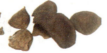

陈皮 1.5 克

来源 民间验方。

【功效】

主治气血虚所致的头晕目眩。

【用法】

水煎服。

益心汤

配方

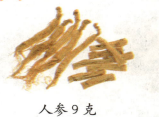
人参 9 克

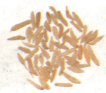
麦冬 30 克

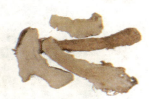
知母 12 克

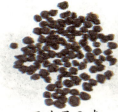
五味子 9 克

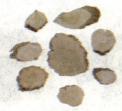
石菖蒲 15 克

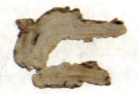
当归 15 克

 来源　名家验方。

【用法】

　　每日 1 剂，常规水煎 2 次，合并药液后分 2~3 次温服（饭后为宜）。

【功效】

　　主治室性早搏，尤其适用于证属心气亏虚、心阴不充者。症见心悸不宁、气短乏力、胸闷隐痛、失眠多梦等，通过调和心气、滋养心阴、畅通脉络，恢复心脏气血阴阳之平衡，改善心律失常所致的心神不宁之态。

甲鱼烩乌鸡

配方

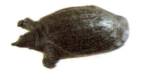

甲鱼1只（500克左右）

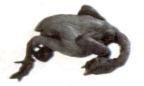

乌鸡1只

料酒适量

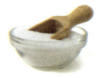

盐适量

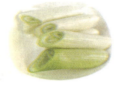

葱适量

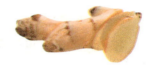

姜适量

来源　民间验方。

水和调料，煲至食材熟透便可。吃肉喝汤。

【用法】

　　甲鱼和乌鸡洗净（去毛及内脏），切块，放于砂锅中，加入

【功效】

　　本方滋阴补肾、养血补虚，适用于体虚所致的眩晕。

小贴士

　　甲鱼的背甲及腹甲称为"鳖甲"，是名贵的中药，有滋阴潜阳、软坚散结之功效，用于治疗头晕、目眩、虚热、盗汗等。

　　乌鸡具有一定的滋阴养血功效，有助于改善气血不足引起的头晕。

鸽肉杞精煲

配方

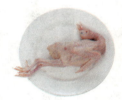

白鸽肉 100 克

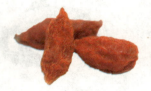

枸杞子 20 克

黄精（切片）30 克

来源 民间验方。

【用法】

白鸽肉洗净切块，放于砂锅内，加入适量水，再加入枸杞子、黄精片，共炖成汤，可根据自己的口味适量放入黄酒、盐、葱、姜、味精即可食用。分顿食用。

【功效】

本方补益肝肾、养血明目，适用于肾精不足引起的眩晕。

小贴士

肾精亏虚的主要症状有眩晕耳鸣、腰膝酸软、男子精少等。

核桃壳姜茶

配方

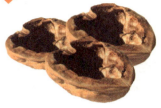

核桃壳 7 个

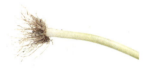

连须葱头 7 个

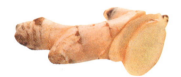

生姜 12 克

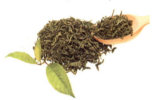

细茶 9 克

来源 民间验方。

【功效】

主治伤寒。

在中医中，伤寒是指由外感风寒之邪引起的疾病，其主要症状包括恶寒、体痛、呕吐、脉浮紧等。

【用法】

上述诸物共入大碗，沸水冲沏，先熏头面，待温热时饮服。

小贴士

本方融合温肺化饮、补肾益智、养血生发、健脾和胃、祛风散寒等多重功效，适量饮用，可缓解肺寒咳嗽、肾虚、脱发、脾胃虚弱、风寒感冒等不适。

竹茅饮

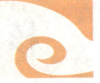

配方

淡竹叶 10 克

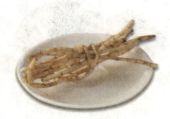

白茅根 10 克

来源 《江西草药》。

【用法】

将上药放在保温杯中，以沸水冲泡，盖严，温浸半小时。代茶频饮。

【功效】

本方清热解毒，凉血止血，主治伤寒证见便血、烦躁者。

小贴士

淡竹叶具有清热泻火、除烦止渴的功效，白茅根具有清热利尿、凉血止血的作用。这些作用与中医治疗伤寒时清热生津、益气和胃的原则相吻合。

因此，竹茅饮在中医治疗伤寒中可以起到辅助治疗的作用，尤其是在伤寒后期，可帮助患者清热生津、恢复气阴。

葱醋饮

配方

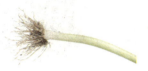

连须葱头 1 个

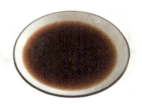

醋 30 毫升

来源 民间验方。

【用法】

葱头切碎，与醋同煎后热服，覆被使汗出。

【功效】

适用于伤寒初觉头痛身热者。

小贴士

此方剂借助葱白的辛温发散的特性，配伍醋的酸收作用，通过发汗解表、散寒止痛之效来治疗伤寒。葱白能够通阳散寒，醋则能起到收敛的效果。这道传统方剂至今仍被部分中医师用于治疗风寒感冒、伤寒初起的症状调理。

痔疮丸

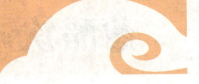

配方

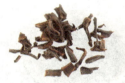

净地龙 24 克

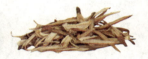

甘草 100 克

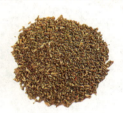

槐花 50 克

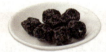

乌梅肉 15 克

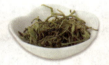

金银花 15 克

来源 民间验方。

【用法】

上药（除槐花外）共研细末，炼蜜为丸。每丸重 7.5 克，每日早晚各服 1 次，每次 1 丸。服用时以槐花炒黄，煎汤送服。

【功效】

主治痔疮引起的便血肿痛。

小贴士

本方具有清热泻火、凉血止血、消肿止痛、润肠通便的功效，对痔疮引起的便血和肿痛有不错的疗效。

连荞痔漏丸

配方

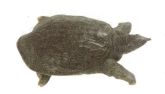

甲鱼头 2 个

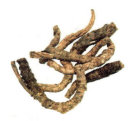

胡黄连 200 克

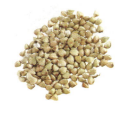

荞麦（磨成面）200 克

来源

祖传秘方。

【功效】

主治除漏疮之外的其他痔疮。

【用法】

将甲鱼头阴干，用砂锅炒至焦黄色，与胡黄连一同研为细末，加入荞麦面调匀，炼蜜为丸。

【禁忌】

忌食辛辣，脾胃素虚者慎用。

小贴士

民间常用甲鱼头来治疗脱肛，且能治痔核恶肉；胡黄连清下焦湿热，主治五痔；荞麦性平味甘，《本草纲目》载，其能"降气宽肠，消热肿风痛，止泻痢"。三味配伍，用治痔核，信能有效。胡黄连乃苦寒之品，因此脾胃素虚者，宜慎用之。

肛痛外敷方

配方

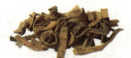

黄柏 30 克

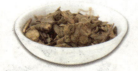

黄芩 30 克

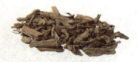

地骨皮 15 克

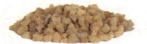

乳香 6 克

没药 6 克

来源　民间验方。

【用法】

上药共研为末，用水调作膏。摊纸上，贴患处。具体剂量以创口大小为准，一般能够覆盖创口即可。

【功效】

清热燥湿，泻火解毒，活血化瘀，通经止痛，主治肛痛、肛门疼痛。

【禁忌】

忌一切油类和油类食物 10 天，忌米汤 3 天，忌荞麦面。

小贴士

肛痛，又称肛周脓肿，是肛管直肠周围间隙发生急、慢性感染而形成的脓肿。

定眩汤

配方

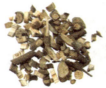
桂枝 6 克

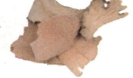
茯苓 15 克

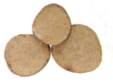
泽泻 10 克

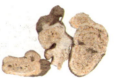
白术 15 克

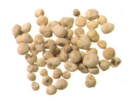
半夏 10 克

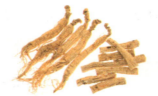
人参 10 克

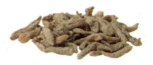
天麻 10 克

来源 名家验方。

【用法】

每日 1 剂，水煎 2 次，分 2 次温服。

【功效】

补虚泄浊，凝神定眩。主治美尼尔氏症，又称内耳眩晕症。

丹皮饼

配方

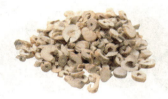

牡丹皮 500 克

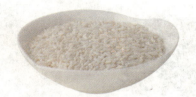

糯米 500 克

来源 《四川中医》。

【用法】

上物共研细末，和匀。每日取100 克粉末，以清水调和，捏成拇指大小饼状，用菜油炸至微黄色，早晚 2 次分服，连用 10 日为 1 个疗程。若饼体较硬，可稍蒸软后再吃，一般连用 1～2 个疗程。

【功效】

主用于痔疮调理。

小贴士

本方融合牡丹皮"清热凉血、活血化瘀"与糯米"温和滋补"作用，共同作用于痔疮的调理。

牡丹皮在中医中常用于热入血分、吐血、衄血、便血等症状，其中便血是痔疮可能伴随的症状之一。糯米则能补中益气、健脾养胃，可以帮助改善痔疮患者的体质，减轻症状。

鱼腥草洗液

配方

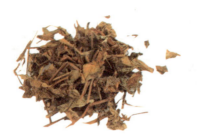

干鱼腥草100克(鲜者250克)

来源　《浙江中医杂志》。

【功效】

主治痔疮及肛门瘙痒。一般2～3日即可止痛消肿。

【用法】

上药水煎后倒入盆内，患者坐于盆上，先用蒸汽熏，待水蒸气少、水温接近体温时，用纱布清洗患处，每日2～3次。

小贴士

鱼腥草熏洗痔疮的效果非常好，无论是内痔还是外痔，效果都很明显。鱼腥草具有抗菌消炎、利尿通淋、镇痛止血的特性，针对湿毒、热毒所导致的痈肿、痔疮、便血等问题，临床调理效果理想。

口疮散

【配方】

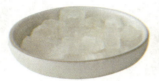
冰糖 6 克

冰片 3 克

硼砂 6 克

来源 医书成方。

【功效】

主治咽喉肿痛、口内生疮、口角溃烂。

【用法】

上述药品共同研为细末，将干净软布浸湿后蘸上药末，于患处涂敷。敷后须张口使涎液流出，每日早、午、晚各用 1 次。

小贴士

本方具有清热解毒、消肿止痛的功效，临床常用于治疗热毒肿痛证，包括咽喉肿痛、牙龈肿痛、口舌生疮等口腔疾病。

本方使用期间，患者应注意要饮食清淡，忌食生冷、辛辣、油腻的食物，戒烟、酒。

牛膝石斛饮

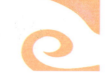

配方

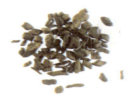

怀牛膝 15 克

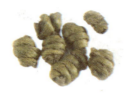

石斛 15 克

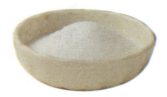

白糖适量

来源

民间验方。

【用法】

怀牛膝、石斛加水一同煮 10 分钟，去渣取汁，加白糖频频饮用。

【功效】

养阴清热，滋补肝肾。主治肝肾阴虚引起的口疮。

肝肾阴虚主要表现为肝肾两脏的阴液不足，导致身体出现一系列症状。症见头晕耳鸣、腰膝酸软、失眠多梦、潮热盗汗、眼干口干等。

小贴士

石斛具有滋阴清热、养胃生津、润肺止咳、益肾明目等功效；牛膝可活血化瘀、清血热，对治疗热性的痈疮肿毒、烫伤感染及痛风红肿等症有效。

西瓜翠衣汤

配方

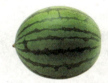

西瓜 1 个

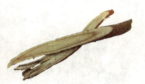

赤芍 10 克

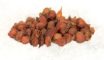

炒栀子 6 克

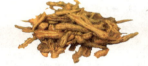

黄连 1.5 克

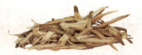

甘草 1.5 克

来源 《偏方大全》。

【用法】

西瓜切开去瓤，取其皮，切碎，与上药共煎，每日 1 剂，分 2 次服用。

【功效】

主治口疮。

小贴士

本方融合清热解暑、泄热除烦、利尿的功效，适用于暑热烦渴、尿少色黄、水肿、口舌生疮等症。其中，西瓜翠衣（瓜皮）性味甘凉，擅长清暑热、止渴、利小便，对口疮的改善有辅助作用。

绿豆橄榄粥

配 方

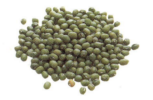

绿豆 100 克

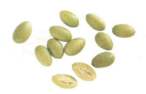

橄榄若干个

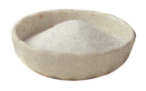

白糖 50 克

来源 民间验方。

【功效】

　　清肺利咽，消暑止渴。本方用于胃热口疮、咽喉肿痛、暑热烦渴、酒醉不适等症。

【用法】

　　绿豆、橄榄同煮为粥，加入白糖拌匀即可食用。吃绿豆喝汤，日服 1 次，5 次为 1 个疗程。

小贴士

　　绿豆清热解毒、消暑除烦、利水消肿，对咽喉疼痛有一定的辅助治疗作用；橄榄清热生津、解毒利咽，可缓解咽喉肿痛、咳嗽痰黏、烦热口渴等问题。因此，将绿豆与橄榄结合制成的绿豆橄榄粥，可以发挥两者的协同作用，对咽喉肿痛有一定的缓解和调理作用。

羌活桃红四物汤

配方

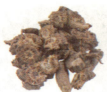
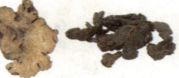
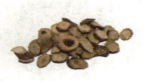

羌活 9 克　　川芎 9 克　　生地 15 克　　赤芍 9 克

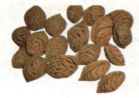
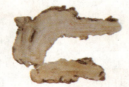
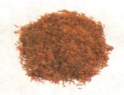

桃仁 9 克　　当归 9 克　　红花 9 克

来源　民间验方。

【功效】

祛风通络，活血化瘀。主治血管神经性头痛。

【用法】

每日 1 剂，水煎服。

罗汉果速溶饮

配方

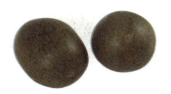

罗汉果 250 克

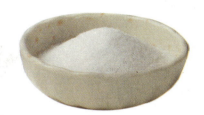

白糖 100 克

来源 《广西中药志》。

【用法】

罗汉果洗净，打碎，加水适量，煎煮。每 30 分钟取煎液 1 次，加水再煎，共煎 3 次，最后去渣，合并煎液，再继续以小火煎煮浓缩到稍稠，将要干锅时，停火，待冷后，拌入白糖把药液吸净，混匀，晒干，压碎，装瓶备用。每次 10 克，以沸水冲服饮用，次数不限。

【功效】

疏风清热。主治咽炎。

小贴士

罗汉果具有清肺利咽、化痰止咳、润肠通便的功效，常用于治疗肺热痰火咳嗽、扁桃体炎、急性胃炎、咽痛失音等症状。对急性咽炎患者，可以作为辅助调理方式，帮助缓解咽喉肿痛、咽干、刺激性咳嗽等不适。

消炎茶

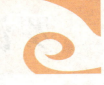

配方

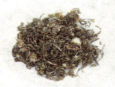

蒲公英 400 克

金银花 400 克

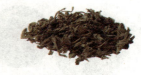

薄荷 200 克

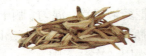

甘草 100 克

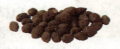

胖大海 50 克

淀粉 30 克

来源 《吉林省中草药栽培与制剂》。

【用法】

取薄荷、金银花、蒲公英各200 克，与甘草、胖大海共研为细末，过筛备用，再将剩下的蒲公英、金银花加水煎 2 次，合并药液过滤，与淀粉浆（淀粉加适量水制成）混合，煮成糊状。再与上述备用药粉和匀，拌匀成块，过筛制粒，烘干。每次取 10 克，每日 3 次，开水泡饮。

【功效】

主治风热所致的咽炎。

痛经汤

配方

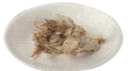

当归 30 克

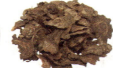

川芎 30 克

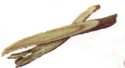

赤芍 30 克

水蛭 15 克

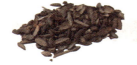

香附 15 克

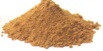

蒲黄 12 克

蜂房 12 克

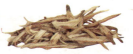

甘草 12 克

来源 名家验方。

【用法】

水煎服，于月经欲至或刚至时服 1 ~ 2 剂，痛止停服。连服 3 ~ 4 个月经周期。

【禁忌】

触凉受冷。

【功效】

主治痛经。

姜枣红糖饮

配方

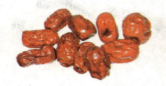
红枣 10 枚

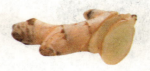
生姜 6 克

红糖 60 克

来源

民间验方。

【功效】

适用于气血不足型痛经，伴面色苍白、头晕耳鸣、腰腿酸软等症。

【用法】

水煎服，每日 1 次，连服 3～5 日，经前服。

小贴士

生姜具有散寒温中等功效，大枣能健脾补血治虚，红糖能和脾暖肝，三者合用能推动血液循环，发挥暖身祛寒的作用，适用于寒湿凝滞型及气血两虚型痛经。对于经期延迟、经血色暗红且量少、小腹冷痛（得热稍减）、肢冷恶寒、面色青白等症状，均有较好的缓解作用。

益母草茶

配方

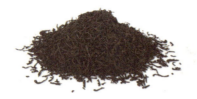

绿茶1克

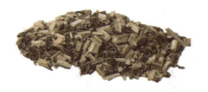

益母草（干品）20克

来源 民间验方。

【用法】

　　上2味用沸水冲泡大半杯，5分钟后可饮，可反复冲泡饮至味淡为止。

【功效】

　　主治原发性痛经（指生殖器官无明显器质性病变的痛经），功能性子宫出血兼高血压者也适合饮用此茶。

小贴士

　　本方具有活血调经、利尿消肿的功效。益母草性微寒，味苦、辛，归肝、心、膀胱经，能够促进子宫收缩，帮助缓解痛经，并有助于排出体内淤血，改善经期不规律等问题。

　　需要注意的是，益母草性微寒，因此体质虚寒、月经量过多者，以及孕妇应慎用或避免使用益母草。

黄芪煮乌鸡

配方

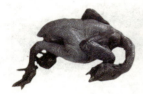

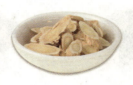

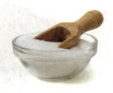

乌鸡1只（约1500克）　　黄芪100克　　　盐适量

来源　　民间验方。

【用法】

乌鸡去皮及肠杂，洗净；黄芪洗净切段，置鸡腹中。将鸡放入砂锅内，加水1000毫升，大火煮沸后，改用小火，待乌鸡烂熟后，加盐至适合口味后食用。每料为3～5日的量。月经前3天即可服用。

【功效】

益气补血，活血调气。主治气血虚弱型痛经。

小贴士

黄芪具有补气固表、利水消肿、托毒排脓、生肌等功效。乌鸡有滋阴清热、补益肝肾的作用，对补虚非常好。两者结合可以补气养血，改善女性由于气血亏虚引起的月经失调、宫寒、痛经等症状。

需要注意的是，黄芪炖乌鸡需要适量食用，以免过度滋补导致体内出现湿气重的情况。此外，高尿酸血症或者痛风的患者不宜喝汤，会加重痛风的发作。

赤小豆茶

配方

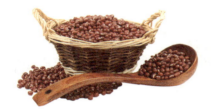

赤小豆 100 克

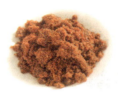

红糖适量

来源 《常见病验方研究参考资料》。

【**用法**】

上药煮成汤后，放入红糖，令其溶化。代茶饮。

【**功效**】

本方养阴、清热、止血，治疗恶露不绝有良效。

小贴士

根据中医理论，恶露不绝多由冲任不固所致，治疗应以固冲止血为主。赤小豆具有利水消肿、解毒排脓的功效，可用于缓解水肿胀满、脚气浮肿、黄疸尿赤、风湿热痹、痈肿疮毒、肠痈腹痛等症状。在治疗恶露不绝方面，赤小豆可以通过其利水消肿的作用，帮助排出体内恶露，促进子宫恢复。

鸭蛋苏木藕汤

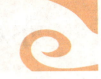

配方

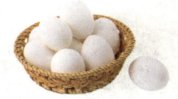

鸭蛋1个

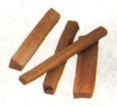

苏木6克

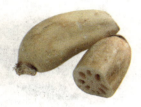

藕节30克

来源　民间验方。

【用法】

　　后2味煎汤去渣，放入煮熟去壳的鸭蛋再煮片刻。吃蛋喝汤，每日1剂，连服3～5剂。

【功效】

　　本方具有补气摄血的功效，主治产后气虚引起的恶露不绝，症见恶露淋漓不断、色淡红。

小贴士

　　苏木具有活血祛瘀、消肿止痛的功效，藕节有止血散瘀的作用，鸭蛋则能滋阴、除心腹胸膈热气。

　　需要注意的是，恶露不绝的原因多样，包括气虚、血热、血瘀等不同证型，治疗时应辨证施治。

灯芯草竹叶煎

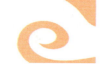

配方

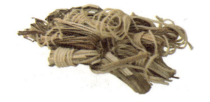

灯芯草 1 克

竹叶 6 克

来源 民间验方。

【功效】

清心除烦。主治小儿夜啼。

【用法】

上药水煎服，每日 1 剂。

小贴士

　　灯芯草具有清心降火、利水通淋的功效；竹叶善于清心除烦、生津止渴。两者合用，对因心火上炎所致的小儿夜啼有一定的疗效。

大黄甘草散

配方

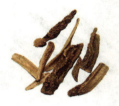

大黄（炒）12 克

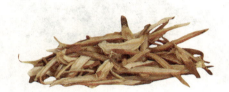

甘草（炙）3 克

来源 《浙江中医杂志》。

【功效】

　　主治小儿夜啼属于胃肠积滞证者。

【用法】

　　上药研末，备用。每日服 3 次，每次 0.6 克，以适量蜂蜜调服。

小贴士

　　大黄具有泻下攻积、清胃肠火热的作用，甘草具有和中益气、清热解毒的功效。两者合用，共奏清除胃肠积热之效，可缓解小儿因胃肠积滞引发的夜啼症状。

五倍子外敷方

配方

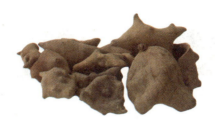

五倍子 30 克

来源 民间验方。

【功效】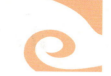

主治小儿夜啼。

【用法】

　　五倍子烧成黑炭后，研成细末，调和成糊，在患儿睡前敷脐，用脱敏胶布固定。每晚更换1次，一般 3 ~ 6 天症状消失。

小贴士

　　本方利用的是五倍子的收敛降火的作用。

消毒饮

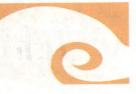

【配方】

金银花 15 克

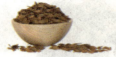

连翘 9 克

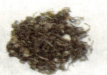

蒲公英 15 克

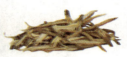

甘草 3 克

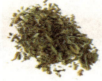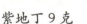

紫地丁 9 克

牡丹皮 6 克

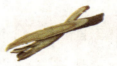

赤芍 6 克

来源

医书成方。

【功效】

主治恶疮、疔毒、痈肿。

【用法】

90 毫升水煎至八分服用。

气虚体弱者加当归 9 克、川芎 6 克、生黄芪 15 克；恶寒发热者加防风 6 克、荆芥 6 克。

疮疡痈肿方

配方

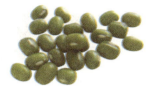

绿豆淀粉50克

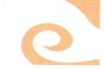

蜂蜜9毫升

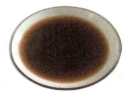

醋30毫升

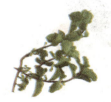

薄荷冰3克

 来源 临床经验。

【功效】 主治疮疡痈肿，有脓、无脓均可贴用。

【用法】

以上材料合在一起搅匀，至黏如胶质，即成黑膏。将黑膏摊在油醋纸上，中间留孔，贴于患处。一帖可贴五六天。

玉带散

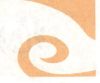

配方

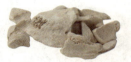

龙骨 6 克

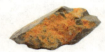

雄黄 0.3 克

朱砂 0.9 克

牛黄 0.03 克

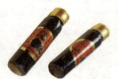

熊胆粉 0.6 克

来源 临床经验。

【功效】

主治蛇串疮（带状疱疹）。

【用法】

上药共研细末，用猪胆汁调匀，涂于患处，每日 2 次。

【禁忌】

忌食生冷辛辣之物。

小贴士

玉带散在中医中常用于治疗皮肤病，包括"蛇串疮"等。

玉带散具有清热解毒、消炎杀菌的作用，可以有效预防和治疗口腔疾病、口腔溃疡、口臭等，同时也可以用来治疗跌打肿痛、疔疮等多种疾病。

金延香附汤

配方

川楝子 10 克

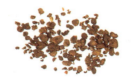

延胡索 10 克

香附 10 克

陈皮 6 克

枳壳 10 克

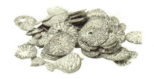

大腹皮 15 克

来源 名家验方。

【功效】

行气解郁，活血止痛。主治慢性胃炎或胃溃疡。

【用法】

每日 1 剂，水煎 2 次分服。

小贴士

川楝子（金铃子）苦寒入肝，疏肝泄热兼行血中气滞，为"气中活血"；延胡索辛温入血，活血化淤又调气机，乃"血中理气"。二药相伍气血同调，如《医学启源》言"气血并治"。香附入肝理气，兼行血中滞气，助增强疏肝活血。陈皮理气和胃化湿，防活血伤胃；配枳壳、大腹皮下气消胀、通利二便，共成疏肝活血、和胃降浊之剂。

治疗脚气验方

配方

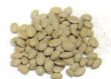

眉豆 12 克

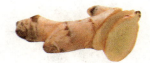

生姜 1.5 克

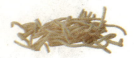

通草 6 克

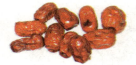

红枣 8 个

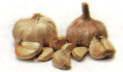

蒜头 2 个

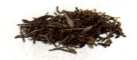

青皮 3 克

来源

民间验方。

【功效】

主治一般性脚气。

【用法】

用清水同煎，煎至眉豆开花，连水带渣服食。

小贴士

眉豆又称为米豆、白豆等，属于药食同源的食物。眉豆具有消暑祛湿、补脾止泻、驱虫消积的功效，对脾胃虚弱所致的泄泻有一定的辅助治疗效果，还可用于缓解脚气浮肿。

治胁痛方

配方

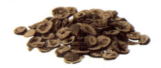

枳实 30 克

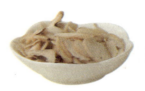

白芍 15 克

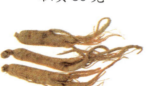

人参 15 克

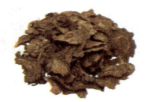

川芎 15 克

来源 民间验方。

【功效】

主治胁肋疼痛。

【用法】

上药研末，每次服 6 克。

小贴士

胁肋疼痛指两侧肋部疼痛。

枳实可破气消积，化痰除痞；白芍能养血柔肝，缓急止痛；川芎可活血行气，祛风止痛；人参能补气扶正，增强机体抵抗力。

本方可以缓解两胁疼痛引起的胀痛、刺痛、隐痛等症状，对气滞血瘀、肝气郁滞、气虚等证型的两胁疼痛有较好的疗效。

祛湿止痒汤

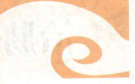

配方

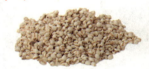

苡仁 50 克

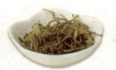

金银花 9 克

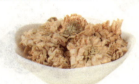

菊花 6 克

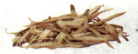

甘草 6 克

青黛 12 克

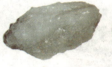

白矾 6 克

当归 15 克

来源

民间验方。

【功效】

主治脚丫湿烂，流水痒痛。

【用法】

水煎，每晚睡前用药汤洗脚一次。洗后涂上药膏。

（药膏方：白芷 9 克，黄柏 9 克，紫草 15 克，生地 15 克，青黛 9 克，当归 12 克，白矾 12 克，轻粉 6 克，共研细末，用腊月猪油 300 克化开去渣，与药末调合成膏）

小贴士

白矾对多种真菌有抑制作用，能够直接抑制引起足癣的皮肤癣菌等真菌的生长和繁殖，有助于减轻炎症反应，促进足癣病情的好转。

退热灵方

配方

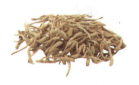

银花 15 克

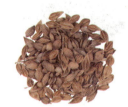

连翘 15 克

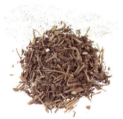

薄荷 10 克

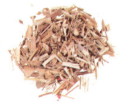

荆芥 10 克

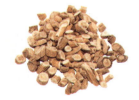

板蓝根 30 克

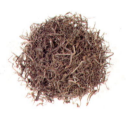

半边莲 30 克

来源 名家验方。

【用法】

每日 1 剂，水煎 2 次，煮 1~2 沸即可，分 2 次口服。病情较重者可日服 3~4 次。

【功效】

疏风散邪，清热解毒。主治上呼吸道感染和病毒性感冒，包括外感风热证和风寒化热证。

二乌散

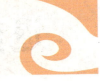

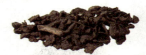

川乌 3 克

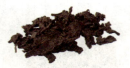

草乌 3 克

斑蝥 3 克

狼毒 3 克

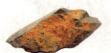

雄黄 3 克

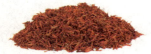

红花 3 克

来源

民间验方。

【功效】

主治干癣、钱币癣、片癣。

【用法】

上药研为细末，用香油调匀，敷于患处，敷后用白布包紧。

小贴士

川乌和草乌配伍具有散寒除湿、温经止痛、补火助阳等功效。川乌性热，味辛、苦，归心、肝、肾、脾经，能够祛风除湿、散寒止痛。

狼毒具有散结、杀虫的功效；斑蝥可用于拔脓消肿；雄黄具有解毒杀虫的作用；红花可活血化瘀、通经止痛，对改善皮肤血液循环、缓解炎症有一定的帮助。

治荨麻疹方

配方

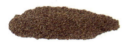

地肤子 30 克

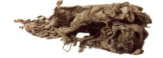

浮萍 30 克

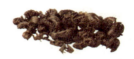

蝉蜕 10 克

来源 临床经验。

【功效】

主治各类荨麻疹。

【用法】

水煎服，每日 1 剂。

小贴士

　　荨麻疹是一种常见的过敏性疾病。患者皮肤表面出现红色、苍白或肤色的水肿性隆起（风团），大小和形态不一，伴有明显瘙痒。多集中在面部、腿部与手臂。单个风团通常在 24 小时内消失，但新的风团可能不断出现。

　　预防荨麻疹最重要的方式是避免接触过敏原。

驱湿蠲痹汤

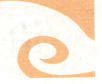

配方

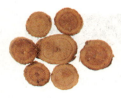

黄芪 15~30 克

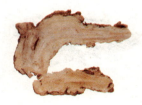

当归 10~15 克

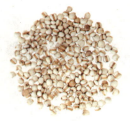

薏苡仁 15~30 克

防风 10~15 克

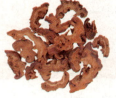

木瓜 10~15 克

来源 民间验方。

【用法】

水煎服，每日1剂，分2次服。

【功效】

主治中医"痹证"范畴的骨关节病，如类风湿性关节炎、骨关节炎等。症见关节疼痛、肿胀畸形、屈伸不利、麻木重着等，通过补气生血、祛瘀通脉、除湿舒筋，改善气血痹阻、湿瘀互结所致的筋骨失养之态，恢复关节功能。

治带状疱疹方

配方

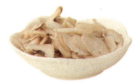

白芍 12 克

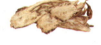

当归 12 克

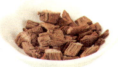

丹参 12 克

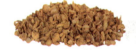

延胡索 10 克

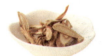

甘草 6 克

来源

民间验方。

【功效】

适用于带状疱疹,遗有疼疱者。

【用法】

水煎服,每日 1 次。

小贴士

带状疱疹的临床表现为局部遇热瘙痒,呈现红色带疱症状,常出现在腰部及后腰部,有传染性。通常小时候被传染,其症状为水痘,不为带状疱疹,长大复发时为带状疱疹。通常于两个星期内自行缓解,当免疫力下降或精神压力过大时会再次出现。

五虎散

配方

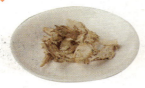

当归 15 克

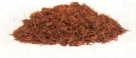

红花 9 克

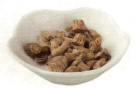

防风 12 克

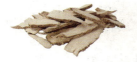
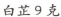

白芷 9 克

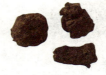

天南星 9 克

来源 医书成方。

早晚各 1 次。病情严重者，每次可服 6~9 克。

【用法】

将 5 味药酒洗焙干，研为细末，成年人每次 3 克，热黄酒送服。

【功效】

主治跌打损伤、风湿性关节疼及周身神经痛。

小贴士

当归有活血化瘀、消肿止痛的功效，它能够促进血液循环，消除血瘀，缓解因跌打损伤引起的疼痛和肿胀。

红花具有活血通络的作用，可以解除多种瘀血阻滞之患，有助于改善血液循环，消除血块，减轻疼痛。

慈航膏

配方

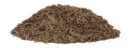
侧柏叶（鲜）400 克

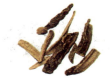
大黄（研末）100 克

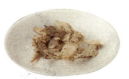
当归 100 克

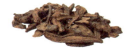
地榆（研末）100 克

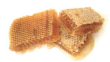
蜂房（槐树上的）1 个

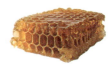
黄蜡 250 克

血余炭 150 克

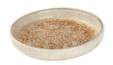
香油 1 斤

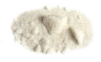
樟脑适量

来源 祖传秘方。

【用法】

　　大黄切为细末；血余炭用碱水洗净，晒干；将香油置锅中加热。先下侧柏叶，次下当归，再下地榆，待炸至黑枯，将渣捞出；再下血余炭、蜂房，炸枯捞出后过滤；趁热下大黄、黄蜡，最后下樟脑。搅匀待凉即得，贮大口瓷瓶内备用。用时，将患处洗净，涂敷。水疱宜先剪破后再上药，敷以纱布固定，每日换药 1 次，以愈为度。

【功效】

　　主治烫伤、烧伤。用此膏后，可立刻止疼。轻者四至七日可愈，重者十余日可愈。

华佗海军散

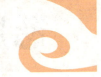

配方

大黄 18 克

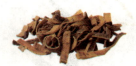

黄柏 9 克

海浮石 12 克

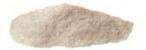

石膏 9 克

冰片 0.9 克

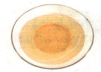

蜂蜜

来源

民间验方。

【用法】

先将大黄、黄柏碾碎，再与其他药材一起共研细末，用蜂蜜调匀后涂于患处。

【功效】

主治开水烫伤。

小贴士

开水烫伤后有一些注意事项需要知晓，以免伤势扩大。

迅速用冷水冲洗或浸泡 15~30 分钟，降低局部温度，减轻热力对皮肤组织的进一步损伤，缓解疼痛和肿胀。

如果烫伤部位有衣物覆盖，要在冷水冲洗降温后，小心地脱去衣物。动作要轻柔，避免强行撕扯，以免撕破水疱，导致伤口感染或加重损伤。

使用棉签蘸取碘伏、酒精等温和的消毒剂对烫伤部位进行消毒，防止感染。消毒时要注意动作轻柔，避免刺激伤口。

烫火伤方

【配方】

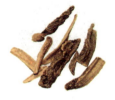

大黄 50 克

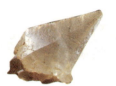

寒水石 50 克

冰片 9 克

【来源】 民间验方。

【功效】 主治烫火伤。用药膏后，患处清凉止疼，三天即可缓解。

【用法】

共研细末，伤口处不溃烂，则用生香油调匀抹上；伤口处破溃，则用熟香油调匀抹上。药膏用量依据伤口大小而定。

小贴士

大黄具有泄热毒、破积滞、行淤血的功效；寒水石可以泄热降火；冰片则善于解热毒，共同作用于烫伤的治疗，具有清热解毒、消肿止痛的效果。

冻疮外用方

配方

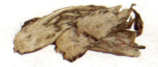

当归 15 克

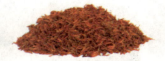

红花 15 克

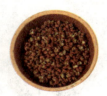

花椒 15 克

来源

民间验方。

【功效】

适用于冻疮未破溃者。

【用法】

加水 2000 毫升煮沸，去渣待温后浸泡患处，每日 1 次。

小贴士

冻疮护理时要注意：

避免过度摩擦冻疮部位，尤其是瘙痒时不要用力搔抓，否则会加剧局部炎症和损伤，增加感染风险。

将冻伤部位放在温水中浸泡，可帮助扩张血管，促进血液循环，并减轻冻疮引起的疼痛和不适。在浸泡时要确保水温适中，水温过高会引起疼痛或损伤皮肤。

冻疮会导致皮肤干燥和脱屑，使用保湿霜或润肤乳，可减少皮肤干燥和瘙痒感。

二妙散

配方

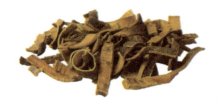

黄柏 21 克

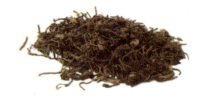

白蔹 9 克

 来源 民间验方。

则将 2 味药共研细末，撒于患处；若是刚有溃烂迹象或正在愈合中，则加入香油调匀，敷于患处。

【用法】

若患处没有溃烂，可将 2 味药煎汤，以汤清洗患处；若发生溃烂，

【功效】

主治冻疮肿痛。

小贴士

黄柏具有清热燥湿、泻火除蒸、解毒疗疮的功效，能够清除体内的湿热，改善因湿热引起的皮肤炎症和肿胀，对冻疮引起的肿痛有一定的缓解作用。

白蔹性微寒，具有清热解毒、散结止痛、敛疮生肌的功效，能够清除火热毒邪，同时具有止痛和促进疮口愈合的作用。对冻疮引起的肿痛，白蔹可以通过其清热解毒和敛疮生肌的作用来缓解症状。

萝卜汁敷食方

配方

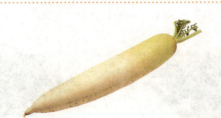

新鲜白萝卜 1 个

 来源 名家验方。

【用法】

萝卜洗净后切成细丝或块状，然后用榨汁机榨成汁，或者用干净的纱布包裹起来，挤压出汁液，加盐少许，用容器装起备用。

可冷服，每次服 10 毫升左右，不拘时日。

也可以用此汁少许滴鼻液。患者取仰卧位，头向后仰，每次滴鼻孔 3~5 滴（每个鼻孔都滴）。

【功效】

主治经常性流鼻血。

小贴士

在干燥的季节，可以使用生理盐水或鼻腔喷雾来保持鼻腔湿润，减少鼻腔干燥引起的流鼻血。

治鼻流血方

配方

栀子 10 克

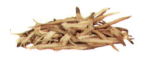

甘草 5 克

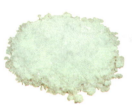

梅片 1 克

来源 民间验方。

【功效】

主治鼻流血，兼治皮肤外伤出血或刀破伤出血。

【用法】

栀子、甘草煅炭研细末，加梅片吹入鼻，鼻血止住即止。

鼻出血方

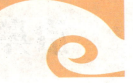

配方

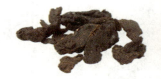

生地 15 克

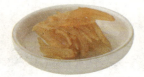

天冬 9 克

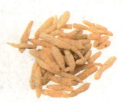

麦冬 12 克

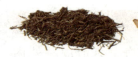

茜根 12 克

白及 12 克

栀子炭 12 克

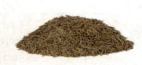

黑侧柏 12 克

来源　民间验方。

【功效】

主治血热妄行，鼻血不止。

【用法】

水煎服。

小贴士

本方具有滋阴降火、清热生津、凉血止血、收敛止血、清热解毒等多重作用，对治疗鼻血不止疗效甚佳。

治肩扭伤外敷方

配方

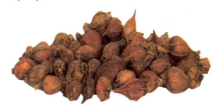

栀子（生）30 克

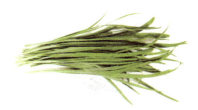

韭菜（生）50 克

来源　民间验方。

【用法】

上 2 药混合捣烂后，用鸡蛋清调成糊状，敷于患处，要将红肿面完全覆盖，厚度约 2~4 毫米，外用纱布固定，每日 1 次，一般敷 3~5 次即可痊愈。

【功效】

主治肩扭伤。

小贴士

除外敷法外，也可用摇肩法进行治疗。

患者侧卧，医生用一只手稳定患者肩部，另一只手紧握患者手臂，做顺时针方向旋转摇动 2~3 分钟。操作时，叮嘱患者放松肌肉，摇动的幅度应根据患者肩部恢复情况逐渐增强，忌用暴力。

治踝关节扭伤外敷方

配方

五味子 30 克

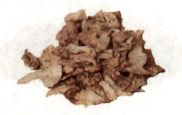

白芨 30 克

来源

民间验方。

【功效】

主治踝关节扭伤肿痛。

【用法】

五味子炒黑为佳，不要过度。2 药共研细末，用温白酒调敷于患处，再用绷带扎紧。

小贴士

用此方半月后仍无好转，可增加按摩法辅助。摩擦揉按患处 2~3 分钟。再用手指压揉昆仑穴、承山穴、阳陵泉穴。

昆仑穴在外踝后方，外踝尖与跟腱之间的凹陷处。

阳陵泉穴位于膝盖斜下方，小腿外侧腓骨小头稍前的凹陷中。

承山穴位于小腿后方，从脚后跟的阿基里斯腱往上延伸，可以找到小腿后侧有两条肌肉，在肌肉中间就是承山穴的位置。

治牙痛经验方

配 方

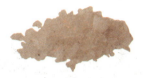

玄明粉 1.5 克

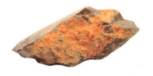

雄黄 1.5 克

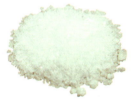

大梅片 0.6 克

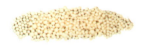

白牙硝 3 克

来源 民间验方。

【功效】

主治牙痛。

【用法】

共研细末，涂于患处。

小贴士

本方可清热解毒、消肿止痛、泻火通便，对治疗牙痛具有一定的疗效。

缓解牙痛经验方

配方

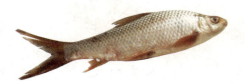

鲮鱼肉 150 克

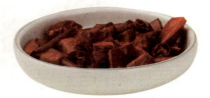

辣椒 4 个

 来源 民间验方。

【功效】

缓解牙痛。

【用法】

共煮水，食用，很快可以见到效果。

小贴士

在传统医学中，土鲮鱼被用于调理半身不遂、头皮溃烂和牙痛等症。将鲮鱼用泥包裹后，行烧存性之法（把药烧至外部焦黑，里面焦黄为度，使表面部分炭化，里层部分还能尝出原有的气味），研末后调茶油涂患处，可辅助改善头皮溃烂，而将鲮鱼与辣椒共煮，服用其汤水，则有助于缓解牙痛。

双花茶

配方

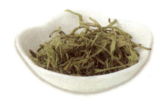

金银花 30 克

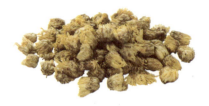

野菊花 30 克

来源 民间验方。

【功效】

清热解毒。适用于热毒炽盛引起的牙龈红肿疼痛、溢脓。

【用法】

金银花、野菊花混合，加水煮沸 5 分钟后饮用，或用沸水冲泡，代茶饮。

小贴士

金银花和野菊花都具有清热解毒的作用，对牙龈炎症有一定的缓解作用。

沙参煲鸡蛋

配方

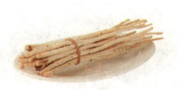

沙参 30 克

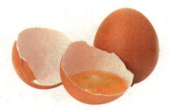

鸡蛋 2 个

来源 民间验方。

【用法】

沙参、鸡蛋加清水 2 碗同煮，蛋熟后去壳，再煮半小时，加冰糖或白糖调味。饮汤，食鸡蛋。日服 1 次。

【功效】

养阴清肺，降火清热。适用于虚火引起的牙痛、咽痛等症。

【禁忌】

勿饮酒、吸烟，忌食辛辣食物。

小贴士

沙参性甘、寒，具有清热养阴、润肺止咳的功效。

辛前甘桔汤

配方

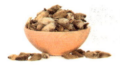

辛夷花 6 克

青防风 6 克

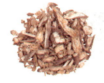

嫩前胡 9 克

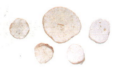

天花粉 9 克

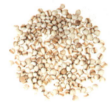

薏苡仁 12 克

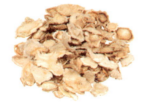

白桔梗 4.5 克

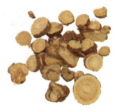

生甘草 3 克

来源 名家验方。

【功效】

疏风清热，通窍排脓。主治鼻窦炎。

【用法】

水煎服，每日 1 剂，分 2 次服。

扫癣汤

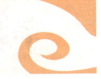

配方

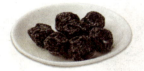

乌梅 50 克

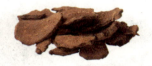

贯众 50 克

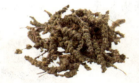

土荆芥 100 克

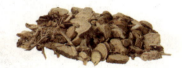

苦参 50 克

来源

名家验方。

【功效】

主治手足癣。

【用法】

上药打碎，加水煎沸 15 分钟后，倒入净盆内，趁热先熏患部，待温度适宜后再浸泡患部，水冷即停。每日 2 次，10 天为 1 疗程，一般可痊愈。或用食醋 500 克浸泡上药 3 天后，用醋液涂患处，每日 3～5 次。

【禁忌】

治疗期间，避免饮酒，避免食用辣椒、公鸡、鲤鱼、腌卤制品。

治膈食反胃方

配方

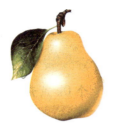

雪梨 1 个

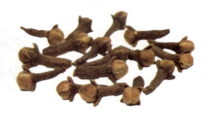

丁香 2 克

来源 民间验方。

【用法】

去雪梨顶部，用勺子把雪梨中间挖空，入2克丁香在雪梨内，外用纸包好，煨熟食用。

【功效】

主治膈食反胃、食入即吐。

小贴士

雪梨具有清热去火、利尿消肿、滋阴润肺、止咳化痰的功效；丁香具有温中降逆、补肾助阳的功效。

两者配伍，具有理气化痰、益胃降逆的功效，适用于痰气交阻或胃阴亏虚引起的噎膈（食物吞咽受阻）、反胃、呕吐等症。

决明润肠茶

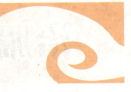

配方

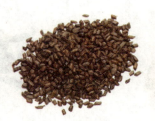

草决明 30 克

来源《河南省秘验单方集锦》。

【功效】

本方顺气行滞，主治便秘、胸闷胁满。

【用法】

草决明炒至适度，碾碎，沸水冲泡 5 ~ 10 分钟，代茶饮。每日 1 剂，不拘时温服。

小贴士

决明子茶含有的大黄素、大黄酚等蒽醌类成分是调节肠道功能的主要活性成分，具有润肠通便的作用。

决明子中的多糖和纤维素也具有一定的润肠通便作用。

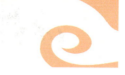

芦根蜂蜜膏

配方

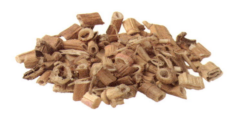

芦根 500 克

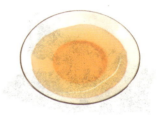

蜂蜜 750 克

来源 《山东中医杂志》。

【用法】

　　芦根放入药锅中，加水 2000 毫升浸泡 4 小时，慢火煎煮 2 小时后去渣，得药液 1000 毫升，再煎至 750 毫升，然后加入蜂蜜煎熬收膏。饭前服，每日 3 次，每次 30 毫升，儿童酌减。

【功效】

　　主治便秘。

 小贴士

　　芦根性寒，味甘，归肺、胃经，具有清热生津、除烦止呕的作用。
　　蜂蜜性平，味甘，归肺、脾、大肠经，具有补中缓急、润燥解毒的功效。
　　两者结合，可以起到润肠通便，治疗便秘的作用。

凉拌海带

配方

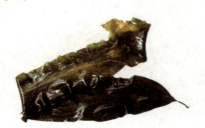

海带 60 克

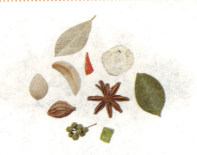

调料各适量

来源　《浙江中医杂志》。

【功效】

主治便秘。

【用法】

海带用温水浸泡后，放入锅中，加水煮熟，取出晾凉，切成丝，拌入少许葱、姜末，加盐、醋、酱油，1 次吃完，每日 1 次。

小贴士

海带含有丰富的纤维素和藻朊酸，这些成分能够刺激肠道蠕动，帮助清理肠道内的垃圾和毒素，从而起到预防和治疗便秘的作用。

治小便不通方

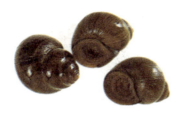

田螺 20 只（去壳）

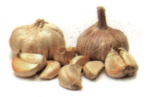

大蒜 2 瓣

来源 民间验方。

【功效】

主治尿闭不通。

【用法】

共锤烂贴于肚脐上 3 小时。

小贴士

　　本方利用了田螺的清热利水、解毒消痈的功效，以及大蒜的抗菌消炎作用，共同作用可促进小便通畅。

治腰痛方

配方

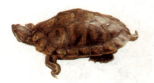

金边土鳖 15 克

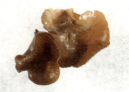

川木耳 12 克

川续断 9 克

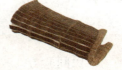

正川杜仲 50 克

来源

民间验方。

【功效】

主治腰痛。

【用法】

水煎服。因外伤所致腰痛者，加苏木 9 克；因睡卧受寒所致腰痛者，加蒲公英 15 克；因痛经时间太久所致腰痛者，加枸杞子 9 克、胡桃肉 9 克、补骨脂 9 克，兼有腹痛者，加白术 9 克。

补肾方

配方

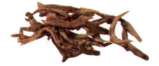

骨碎补 50 克

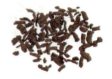

巴戟 9 克

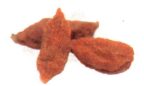

枸杞子 9 克

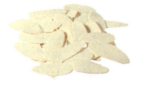

淮山药 50 克

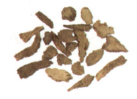

锁阳 15 克

来源 清宫秘方修改。

【用法】

水煎服，每剂约 100 毫升，每日 3 次。

【功效】

主治性神经衰弱、遗尿症。

性神经衰弱是一种常见的神经衰弱类型，主要表现为性功能障碍、精神萎靡、失眠、记忆力下降等症状。

遗尿症是一种常见的儿童疾病，主要表现为无法自主控制排尿，尤其是在夜间。

六味地黄汤

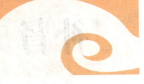

配方

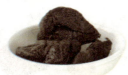

熟地黄 15 克

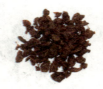

山茱萸 12 克

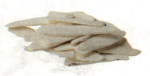

山药 12 克

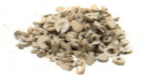

牡丹皮 10 克

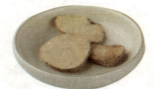

泽泻 10 克

茯苓 10 克

【来源】 医书成方。

【功效】

主治肾虚。滋阴补肾，可治疗肾阴不足所引起的虚火牙痛、牙齿松动及口舌生疮。

【用法】

上药加适量水煎煮，去渣取汁。每天 1 剂，分两次服用。

小贴士

本方中熟地黄滋肾填精，为君药。山茱萸和山药的作用分别是养肝肾、涩精和补益脾肾、固精，为臣药，三药同用以达到三阴并补之效。茯苓、泽泻、牡丹皮作为佐使药，可淡渗脾湿、清泄肾浊和清泻肝火，共同作用以达到滋补而不留邪、降泄而不伤正的效果。

夏枯草糖浆

配方

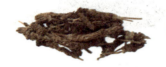

夏枯草 120 克

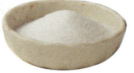

白糖 120 克

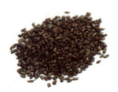

草决明 100 克

来源 《四川中医》。

一起，加入白糖，搅拌溶化后即成。1 剂在 3 日内分次服完，30 日为 1 个疗程。

【用法】

夏枯草、草决明放入砂锅内，加清水 2000 毫升，小火煎至 1500 毫升时，用纱布过滤，药渣加水再煎，最后将两次的汁液混合在

【功效】

此方清肝明目、解毒、祛风利湿，可辅助治疗原发性高血压。

原发性高血压，症见头痛、头晕、心悸、疲劳等。

小贴士

夏枯草具有降压、降糖、抗菌、抗炎、抗过敏及抗病毒等功效，能舒张血管，预防动脉粥样硬化，临床上常用于治疗高血压。

白芍杜仲汤

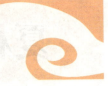

 配 方

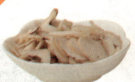

白芍 15 克

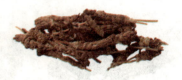

夏枯草 15 克

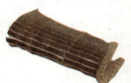

杜仲 15 克

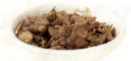

黄芩 6 克

分钟。早、晚各服 1 次。

来源 民间验方。

【功效】

主治单纯性高血压引起的头晕。

【用法】

白芍、杜仲、夏枯草加水，先煎半小时，再入黄芩，继续煎 5

小贴士

现代研究表明，白芍具有镇痛、调节免疫、调节血脂、保护肝功能等作用；杜仲有补益肝肾、强身健骨、安胎、降压等功效。这些成分的结合使得白芍杜仲汤在治疗高血压及其引起的头晕具有一定的疗效。

四藤一仙汤

配方

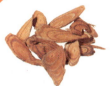

鸡血藤 30 克

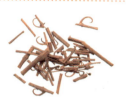

钩藤 15 克

络石藤 15 克

海风藤 15 克

威灵仙 10~15 克

来源　名家验方。

【功效】

　　疏通经络，活血养血，解经止痛。主治风湿痹症。

【用法】

　　将除钩藤外的药材加入 800ml 清水浸泡 30 分钟；武火煮沸后改文火煎煮 40 分钟，加入钩藤后再煎 15 分钟；药渣复加 600ml 清水煎煮 30 分钟，合并两次药液。分早晚 2 次温服，每日 1 剂。

当归生姜羊肉

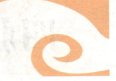

配方

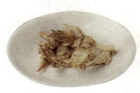
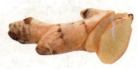
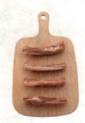

当归 20 克　　　　生姜 45 克　　　　羊肉 500 克

 来源　医书成方。

【用法】

羊肉洗净后入锅，大火烧开后，立即捞出，洗去血沫。切块备用。

生姜切薄片，当归洗净后用纱布捆好，一同放入砂锅中。砂锅中加水后，先用大火煮沸，再用小火煨一个半到两小时，直至羊肉熟烂为止。

取出当归和姜片，适当加一点儿盐和其他调料，即可喝汤吃肉。

【功效】

本方可发汗解毒，升津舒筋。主治风寒所导致的落枕。轻者 1 剂即愈，重者 3 剂便可缓解。

加味五金汤

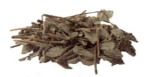

金钱草 30 克

海金沙 15 克

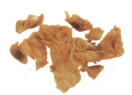

鸡内金 10 克

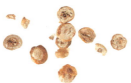

川楝子 10 克

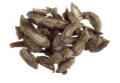

川郁金 10 克

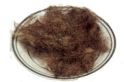

玉米须 15 克

来源 名家验方。

【功效】

清热利胆，化结排石。主治肝胆结石、尿路结石，以及肝炎、胆囊炎、肾炎、肾盂肾炎、膀胱炎等。

【用法】

水煎分服，日 1 剂。

小贴士

金钱草、海金沙和玉米须等成分具有清热利胆、利水通淋的作用，有助于结石的排出。

金铃子和川郁金具有理气止痛的功效，对因结石引起的疼痛有一定的缓解作用。

鸡内金能够健脾胃、消食滞，对结石患者常伴有的消化不良症状有改善作用。

茵陈蒿干姜饮

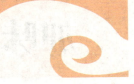

配方

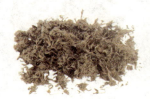

茵陈蒿 15 克

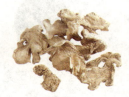

干姜 6 克

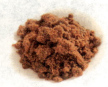

红糖适量

来源

民间验方。

【用法】

茵陈蒿、干姜用水煎，加红糖服用。

【功效】

本方温中散寒、利湿退黄，适用于寒湿型黄疸。

小贴士

茵陈蒿具有清利湿热、退黄疸的作用，干姜有温中散寒的效果。两者结合，对寒湿郁结型黄疸有很好的疗效。

寒湿郁结型黄疸主要表现为身目俱黄，黄色晦暗或如烟熏，脘腹痞胀，纳谷减少，大便不实，神疲畏寒，口淡不渴，舌淡苔腻，脉濡缓或沉迟。这种类型的黄疸主要是由于中阳不振、寒湿滞留，导致肝胆失于疏泄。

枇清饮

配方

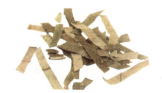

生枇杷叶 15 克

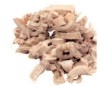

生桑皮 15 克

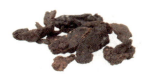

生地黄 15 克

黄芩 10 克

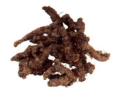

黄连 10 克

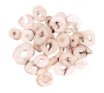

丹皮 10 克

来源

名家验方。

【用法】

上药加水 400 毫升，先用武火煮沸后，改用文火煎煮 20 分钟，滤汁得 200 毫升，冷服，每日 1 剂。

【功效】

疏风清热宣肺。主治面部痤疮，肺经风热者。

仙灵脾饮

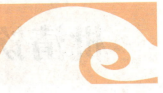

配方

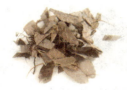
淫羊藿 15 克

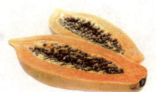
川木瓜 12 克

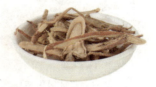
甘草 9 克

 来源 民间验方。

【功效】

对风湿性关节炎引起的关节疼痛、四肢麻木有治疗作用。

【用法】

上 3 味加水，适量煎汁，或将上 3 味制粗末，装入热水瓶内，开水泡透后饮用。每日 1 剂，不拘时服。

小贴士

淫羊藿，性温，味辛、甘，归肝、肾经，具有补肾阳、强筋骨、祛风湿的功效，可用于阳痿遗精、筋骨痿软、风寒湿痹、麻木拘挛、更年期高血压等。

归子丸

配方

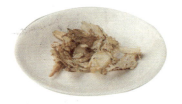

当归 500 克

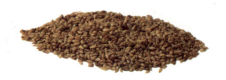

柏子仁 500 克

来源　《陕西中医》。

【功效】

主治斑秃。

斑秃俗称"鬼剃头"，常表现为头皮或其他有毛发部位的局限性斑片状脱发。

【用法】

将上药共研细末，炼蜜为丸如黄豆大，每日服3次，每次9克，饭后服。

小贴士

当归具有补血活血的作用，对因血虚引起的脱发有一定的疗效。它能够改善血液循环，促进头皮营养供应，从而有助于毛发生长。现代研究表明，当归含有多种活性成分，可以促进毛发生长。

柏子仁常用于治疗血虚有火、月经耗损等症状，对因血虚引起的脱发也有一定的疗效。柏子仁具有养心安神的作用，对心神不宁引起的脱发也有一定的帮助。

七花煎

配方

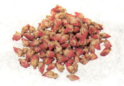

月季花 10 克

鸡冠花 10 克

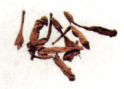

凌霄花 10 克

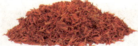

红花 10 克

金银花 10 克

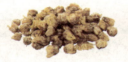

野菊花 10 克

槐花 10 克

来源 《浙江中医杂志》。

【功效】

主治酒糟鼻。

【用法】

水煎，分早、中、晚 3 次服，每日 1 剂。

小贴士

　　酒糟鼻，又称玫瑰痤疮，是一种主要影响面部，尤其是鼻部的慢性皮肤病，表现为红斑、丘疹、脓疱等症状。七花煎中的各种花卉类药物具有清热解毒、凉血活血的作用，有助于改善酒糟鼻的症状。

蒲公英银花饮

配方

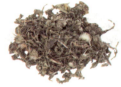

蒲公英 90 克

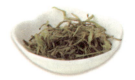

金银花 60 克

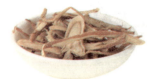

甘草 30 克

来源　民间验方。

【功效】

　　清热解毒，利湿消肿。主治日光性皮炎。

　　日光性皮炎是一种由于皮肤暴露在强烈日光下引起的急性光毒性反应。症见皮肤红斑、水肿和水疱、灼痛和瘙痒等。

【用法】

　　上药加水 2000 毫升，煎至 1200 毫升，去渣备用。每次服 200 毫升。初期每 2 小时服 1 次，待浮肿等症状减轻后改为 4 小时服 1 次。

小贴士

　　日光性皮炎在中医理论中被认为是由于外感热毒，壅滞肌肤而致。蒲公英和金银花都具有清热解毒的功效，能够清除体内的热毒，减轻皮肤因日光照射引起的红肿、疼痛等不适症状。

　　现代药理研究显示，蒲公英和金银花含有的成分可以调节组胺和肿瘤坏死因子－α，发挥抗炎、抗过敏作用，对炎症引起的红、肿、热、痛和过敏引起的瘙痒均有缓解效果。

红枣姜桂饮

配方

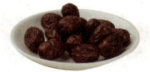
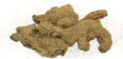
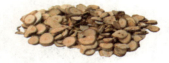

红枣 10 枚 　　　　干姜 9 克 　　　　桂枝 6 克

来源 民间验方。

【用法】

将 3 味共煎汤服，每日 1 剂，1 周为 1 疗程。

【功效】

本方可疏风散寒，主治风寒袭表型皮肤瘙痒。此症多在冬季发病，部位多见于大腿内侧、小腿屈侧及关节周围等。

小贴士

桂枝解表散寒、活血通经，对风寒外袭型皮肤瘙痒症有良好的治疗效果，特别对在寒冷气候变化时症状加剧的患者有明显的缓解作用。

干姜性热，味辛，有温中散寒、回阳通脉、温肺化饮等功效，有助于驱散体内的寒气，缓解因寒邪引起的皮肤瘙痒。

红枣性平，味甘，有和胃健脾、益气生津等功效，能够增强机体的抵抗力，同时提供必要的营养支持，帮助改善气血不足引起的皮肤瘙痒。

三者合用，共奏益气养血、调和营卫、祛风止痒之功效，适用于治疗各种皮肤瘙痒症，尤其对气血不足同时又感受风寒所引起的皮肤瘙痒效果显著。

绿豆鱼腥草汤

【配方】

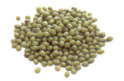

绿豆 30 克

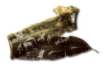

海带 20 克

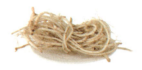

鱼腥草 15 克

来源 民间验方。

【功效】

对急性湿疹疗效显著，症见皮损伤处潮红、瘙痒难耐，伴胸闷、纳差等皆可适用。

【用法】

海带、鱼腥草洗净，同绿豆一起煮熟。喝汤，吃海带和绿豆，每日 1 剂，连服 7 日。

小贴士

绿豆和鱼腥草都具有清热利湿之效，能够帮助清除体内湿热，缓解湿疹引起的皮肤红肿、瘙痒等症状。

鱼腥草具有消炎止痒的作用，能够减轻湿疹患者的不适，缓解瘙痒，防止因抓挠引发的皮肤损伤与感染，促进肌肤修复。

密陀僧苦瓜方

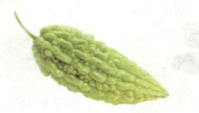

苦瓜1根

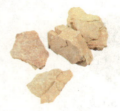

密陀僧10克

来源 民间验方。

【用法】

密陀僧研细末，苦瓜去芯、子。取密陀僧末灌入苦瓜内，放火上烧熟后，切片，擦患处，每日1～2次。

【功效】

主治汗斑。

汗斑，又称为花斑糠疹或花斑癣。症见皮肤出现大小不等的圆形或不规则形的斑疹，边缘清楚，可相互融合成片。斑块的颜色可能为浅白色、淡褐色、淡红色、黄棕色等，有时同时存在多种颜色。斑块表面覆有轻度糠秕样鳞屑。

小贴士

苦瓜和密陀僧的组合，一方面通过苦瓜的清热解毒作用减轻症状，另一方面通过密陀僧的燥湿杀虫和收敛作用治疗汗斑，两者协同作用，可达到治疗汗斑的目的。

白果薏仁饮

配方

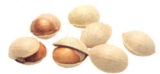

白果（去壳）10 枚

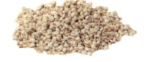

薏苡仁 60 克

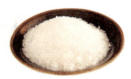

白糖 50 克

来源 民间验方。

【用法】

薏苡仁、白果水煎至熟，加入白糖调味即成。温热服用，日服 1 次，10 日为 1 疗程。

【功效】

适用于扁平疣。

扁平疣是一种由人类乳头瘤病毒（HPV）感染引起的皮肤疾病，好发于青少年，主要表现为皮肤上出现扁平丘疹，多无明显自觉症状，或伴有轻微瘙痒感。

小贴士

中医理论认为，扁平疣多因风热毒邪搏结于肌肤所致。薏苡仁的清热功效有助于散毒邪、解郁结。临床研究证实，薏苡仁具有一定的抑菌、抗病毒作用。此外，薏苡仁还可以通过调节扁平疣患者皮损中 T 淋巴细胞的水平，增强免疫功能，以对抗病症。

白果具有补肺润肺的效果，同时还有清热祛湿、抗衰之效。这些特性有助于改善皮肤状态，对抗扁平疣这类病毒性赘生物。

天麻母鸡汤

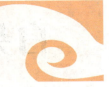

配方

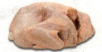

母鸡 250 克

橄榄油少许

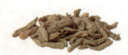

天麻 3 克

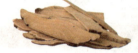

灵芝 5 克

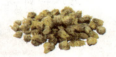

野菊花 2 克

盐少许

来源

民间验方。

【用法】

母鸡洗净后用开水焯一下，加水，炖1小时后加入天麻、灵芝、野菊花一起煮，半小时后加入盐和橄榄油即可食用。

【功效】

本方可清肝化浊，开窍止痛，清热。主治头痛。

小贴士

天麻具有平肝息风、祛风止痛的功效。它能够用于调理因风痰引起的眩晕、偏头痛等症状。其所含有的天麻素等活性成分，可以改善血管内皮受损，增加动脉血管顺应性、降低外周血管阻力，进而显著地缓解患者偏头痛、血管性头痛、三叉神经痛等顽固性慢性疼痛。

母鸡含有丰富的蛋白质、脂肪、维生素及钙、铁、锌等营养物质，能为机体提供丰富能量与多元营养。这些营养成分有助于增强体力和免疫力，对病后身体恢复有很好的效果。

苍耳子茶

配方

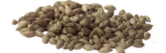

苍耳子 12 克

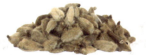

辛夷 9 克

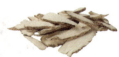

白芷 9 克

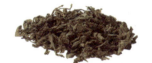

薄荷 4.5 克

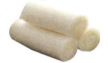

葱白 2 根

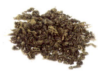

茶叶 2 克

来源　民间验方。

【用法】

上药共为粗末。每日 1 剂，当茶频饮。

【功效】

宣肺通窍，主治慢性鼻炎。

小贴士

苍耳子具有发散风寒、通鼻窍、祛风湿、止痛的功效。这些特性使得苍耳子对慢性鼻炎，尤其是因风寒引起的鼻塞、流涕有很好的治疗效果。与辛夷、白芷、薄荷等中药材共同作用，可以有效地缓解鼻塞、流清涕、打喷嚏等症状。

需要注意的是，苍耳子具有一定毒性，成人服用量超过 30 克可致中毒。治疗时应注意不要过量使用，以免出现药物中毒等不良反应。

咸橄榄芦根茶

配方

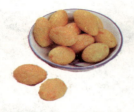

咸橄榄（橄榄腌制）4 枚

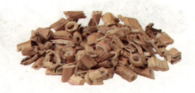

干芦根 30 克（鲜品 60 克）

来源

民间验方。

【功效】

清热生津，利咽喉。主治声音嘶哑、喉部有异物感，有神疲体倦等。

【用法】

干芦根切碎，咸橄榄去核，加 2 碗半清水，煎至 1 碗。每日 1 次，代茶饮。

小贴士

咸橄榄具有清热生津、利咽喉的功效。它能够帮助缓解因咽喉炎症或肿胀引起的不适，包括声音嘶哑等症状。

芦根清热生津、除烦止渴，对咽喉干燥、声音嘶哑等症状有一定的缓解作用。

变通逍遥散

配方

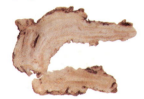

当归 15 克

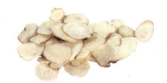

杭芍 10 克

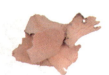

茯苓 15 克

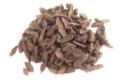

香附 10 克

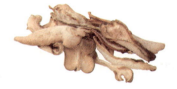

佛手 10 克

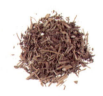

薄荷 6 克

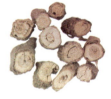

柴胡 10 克

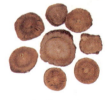

甘草 6 克

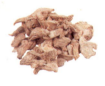

煨姜 3 片

来源 名家验方。

【功效】

疏肝健脾，调和气血。主治痛经。

【用法】

水煎服，每日 1 剂，早晚各服 1 次。

地龙葱蜜膏

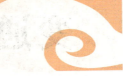

【配方】

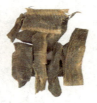

地龙 3～4 条

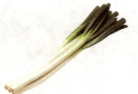

葱数根

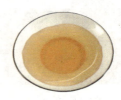

蜂蜜适量

来源 民间验方。

【功效】

主治阴痒。

【用法】

地龙、葱炙干，研细末，加蜂蜜煮成膏，将药搅匀，敷于患处。

小贴士

地龙清热定惊、通络，葱发表通阳、解毒，蜂蜜润燥、解毒、止痛，三者结合，具有清热解毒、通络止痒的效果，适用于治疗阴痒。

萝卜籽姜柚饮

配方

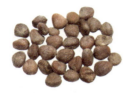

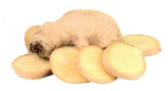

萝卜籽 15 克　　　　鲜姜 15 克　　　　柚子皮 15 克

来源 民间验方。

【功效】

　　温中行气，和胃止呕。主治妊娠呕吐。

【用法】

　　上 3 味用水 500 毫升煮成 250 毫升后服用，每日 1 次。

小贴士

　　萝卜籽（莱菔子）具有消食除胀、降气化痰的功效，能够帮助缓解因妊娠引起的胃部不适和呕吐。

　　生姜是常用的止呕食材，具有温中止呕、散寒发汗的作用，能够抑制肠胃的蠕动，让胃肠的肌肉慢慢松弛，从而缓解妊娠呕吐。

　　柚子皮具有抑制上逆的功能，对妊娠呕吐有一定的缓解作用。

小麦通草茶

配方

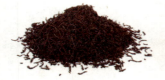

绿茶 2 克

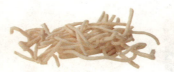

通草 10 克

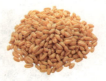

小麦 25 克

来源 民间验方。

【功效】 主治产后肝气郁滞型缺乳。

【用法】

后 2 味加水 350 毫升，煮沸 15 分钟后加入绿茶，分 3 次服，可复煎续饮，每日服 1 剂。

小贴士

小麦味甘性凉，归心、脾、肾经，具有养心、益肾、除热、止渴的功效，可用于治疗脏躁、消渴烦热、心悸等症状，对产后缺乳有一定的辅助治疗作用。

通草味甘、性淡，微寒，归肺、胃经，具有清热利尿、通气下乳的功效，在增加哺乳期乳汁分泌的途径和作用机制及其对乳汁成分的影响方面有显著效果，能够通过作用于细胞信号转导通路中的转录激活因子，加强细胞内信号转导，增加乳腺细胞泌乳量和乳汁中蛋白含量。

苏杷合剂

配方

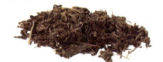

苏叶 10 克

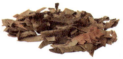

枇杷叶 10 克

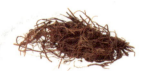

龙胆草 6 克

花椒 1 克

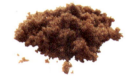

红糖 15 克

来源

《四川中医》。

【用法】

前 4 味用清水煮沸 10 ～ 15 分钟，加入红糖微火溶化后，少量频服，2 日 1 剂。

【功效】

清肺止咳。主治百日咳中后期，症见咳嗽减轻、口干少津、咽喉不爽。

小贴士

中医学认为，百日咳初期，证属邪气袭表，表现为低热、咳嗽、流清涕、打喷嚏，治当疏风宣肺止咳；若痰热蕴肺，则出现阵发性痉挛性剧咳，连咳十数声不止，气促不能接续，面目红赤，口唇紫绀，治宜清热肃肺，镇咳化痰；病至后期，肺阴损伤，咳嗽渐轻，逐渐停止，舌少苔，脉无力，治当滋阴润肺。

山药糯米散

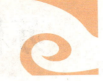

【配方】

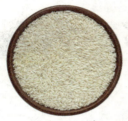

糯米 500 克

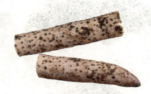

山药 50 克

来源

民间验方。

【功效】

和中健脾。适用于脾胃虚寒，久泻食减。

【用法】

分别炒熟后，研末和匀。每日早晨取半碗，加白糖2匙，开水冲服。

小贴士

山药味甘性平，归脾、肺、肾经，具有补脾养胃、生津益肺、补肾涩精的功效。对小儿脾胃虚弱引起的泄泻有很好的辅助治疗作用。

糯米味甘性温，具有补中益气、健脾止泻的功效。适用于脾胃虚寒泄泻、霍乱吐逆、消渴尿多、自汗等症状。

蚕茧梅枣方

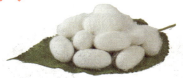

蚕茧 20 个

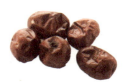

红枣 10 枚

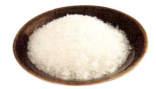

白糖 50 克

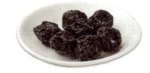

乌梅 6 克

来源 民间验方。

【用法】

上药用水煎服。每日下午 4 时前服完，连服 10 日。

【功效】

主治小儿湿热所致的遗尿。症见小便量少色黄、性情急躁、梦多。舌质红，苔黄腻。

小贴士

蚕茧具有止血、止渴、解毒疗疮的功效。

乌梅能够收敛止泻、止咳、止渴、驱虫。

红枣补中益气、养血安神。

三者共同作用，具有收敛止遗、益气补血的效果，适用于肝经湿热型小儿遗尿。

除烦去燥汤

配方

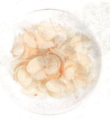

鲜百合50克

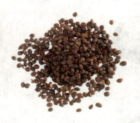

酸枣仁15克

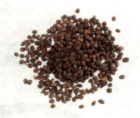

酸枣仁（炒）15克

来源 民间验方。

【功效】

疏肝理气，滋水涵木，宁心安神，除烦去燥。主治（肝气郁结型）更年期心烦失眠等症，表现为急躁易怒、精神抑郁、脉弦滑。

【用法】

生熟酸枣仁水煎去渣，鲜百合与药汁同煎，每天1剂，食百合，饮汤汁。

小贴士

百合性微寒，味甘，归肺、心经。具有清火、润肺、安神的功效。

肉桂地黄方

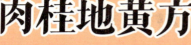

配方

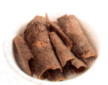

肉桂 6 克

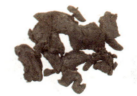

熟地黄 9 克

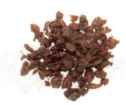

山茱萸 9 克

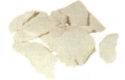

茯苓 10 克

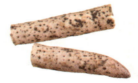

山药 12 克

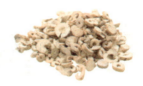

丹皮 10 克

来源

民间验方。

【功效】

　　益肾固精。适用于肾气不固所致的早泄。

【用法】

　　水煎服，日1剂，分2次服。

小贴士

　　肉桂性热，味辛、甘，归肾、脾、心经。具有补火助阳、引火归源、散寒止痛、活血通经之效，可用于治疗肾虚型阳痿、早泄、亡阳虚脱等症。

仙茅枸杞方

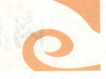

配方

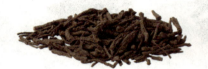 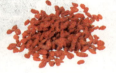 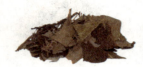

仙茅 20 克　　　　枸杞 20 克　　　　淫羊藿 20 克

来源　民间验方。

【功效】

本方兼具温肾壮阳、滋阴养血之效，故对男女性欲冷淡者均具疗效。

【用法】

诸药同煎，每日 1 剂，日服 2 次，10 日为 1 疗程。

小贴士

仙茅性温，味辛，有毒，归肾、肝经。具有补肾助阳、益精血、强筋骨、行血消肿的作用，主治肾阳不足、阳痿遗精、虚劳内伤、筋骨疼痛等症。

疏肝解郁汤

配方

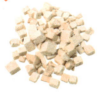

茯苓 15 克

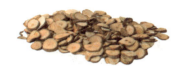

桂枝 9 克

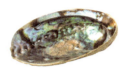

生石决明 15 克

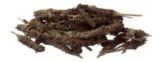

夏枯草 9 克

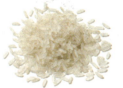

粳米 90 克

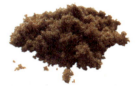

红糖适量

来源 民间验方。

【用法】

先将前 4 味药材水煎，滤去药渣，加入粳米、红糖一同煮粥。每日 1 剂。

【功效】

此方疏肝解郁，调畅气机，平抑情绪波动，主治青光眼。

小贴士

石决明为鲍科动物杂色鲍、皱纹盘鲍、耳鲍、羊鲍等的贝壳。其性平，味咸，归肝经。具有平肝息风、潜阳、除热明目的功效，可用于肝阳上亢、头目眩晕、虚劳骨蒸、吐血、青盲内障等症。因肝开窍于目，石决明清肝火而明目退翳，为治目疾之常用药。

枸杞梗叶汤

配方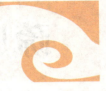

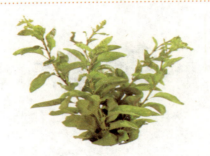

枸杞子梗带叶 50 克

来源 民间验方。

【功效】

清解血热，止息痛痒。适用于夏日皮肤生痱子、疮疖等症。

【用法】

枸杞子梗及叶洗净，放入锅内加水煮 1 小时，去药留汤，冲洗身上的痱子，每日 2 次。

小贴士

枸杞子叶性凉，味甘、苦，具有清热解毒的功效，有助于缓解痱子引起的瘙痒与红肿。